李占东 主编

1955
—
1975

第五辑 儿科常见病秘验方

全国中医献方类编

小儿内科病

学苑出版社

图书在版编目（CIP）数据

小儿内科病：1955—1975全国中医献方类编／李占东主编． 一北京：学苑出版社，2019.7
ISBN 978-7-5077-5733-0

Ⅰ.①小… Ⅱ.①李… Ⅲ.①小儿疾病-内科-验方-汇编 Ⅳ.①R289.54

中国版本图书馆 CIP 数据核字（2019）第 123116 号

责任编辑：付国英
出版发行：学苑出版社
社　　址：北京市丰台区南方庄 2 号院 1 号楼
邮政编码：100079
网　　址：www.book001.com
电子信箱：xueyuanpress@163.com
电　　话：010-67603091（总编室）、010-67601101（销售部）
经　　销：新华书店
印　刷　厂：北京市京宇印刷厂
开本尺寸：880×1230　1/32
印　　张：8.5
字　　数：200 千字
版　　次：2019 年 7 月第 1 版
印　　次：2019 年 7 月第 1 次印刷
定　　价：59.00 元

1955—1975 全国中医献方类编

编委名单

主　编　李占东

副主编　郑　智　张　喆

编　委　（按姓氏笔画排序）

王淑华　　王颖辉　　冯　烨

杨凤英　　杨金利　　杨殿啟

李　军　　岳红霞　　徐秀兰

董群弟　　傅开龙

前　言

随着人们对自身健康的愈加关注，了解、学习中医和中药已蔚然成风。尤其是那些经受住了临床验证而流传沿用至今的单方、验方、秘方，因其便于使用，能花小钱治大病，而深受读者、尤其是非医药专业的普通大众的喜爱。

一直以来，中医医家和学者均有将家传或收集的单方、验方、秘方刊刻出版的传统。据统计，历代方书中占绝大多数的都是单方、验方和秘方类，充分说明了这一类药方有确切的疗效和长久的生命力。

众所周知，受传统思想影响，许多中医都抱着"有子传子，无子传贤；无子无贤，抱卷长眠"的思想，验方秘方概不轻易外传。但在 20 世纪 50 到 70 年代，在政府的主导和动员下，搞过多次颇有成效的全国献方运动，许多老中医不仅公开交流了他们历年积累的医学经验，还纷纷献出了自己压箱底的治病药方。

如，四川省郫县 70 多岁的老中医钟载阳献出祖传治疗腹水的秘方，河北承德民间医生盛子章献出治疗梅毒的秘方，四川省江津市中医邱文正献出"跳骨丹"方，江苏省南通中医院的陈照献出治瘰疬方，河北省石家庄市中医献出治疗乙脑的秘方，江苏省南通季德胜献出季家六代祖传的蛇虫毒秘方，贵州省挖掘出著名的卢老太太治疗慢性肾炎的秘方，江苏省第二康复医院杨雨辰医师献出家传三代的验方四册，等等。

这些献方均由各省组织专家进行审核编纂，保留有确切疗效的，剔除有毒有害的，最终集结成书。遗憾的是，这些书很多后来一直没有再版，市场上也鲜有流传，导致昔日瑰宝被尘封多年。

为了使这一时期的珍贵药方不被丢弃泯灭，我们多方搜集1955—1975年间编纂的献方共96册。因为当时的献方运动是按照地区来开展进行，所以这些书也都是按照地区来编的，如河北省验方，山西省验方等。这样以地域为纲的编法，不便于现代人的阅读查用。所以，我们又把书中的献方顺序全部打乱，并按照常见疾病如胃病、哮喘等，重新编排成册，以更切合当今读者需求。

本着"有则多，无则少"的原则，本次整理出的这套丛书分为十辑，共39本。第一辑：呼吸系统常见疾病，共三本。第二辑：消化系统常见疾病，共六本。第三辑：泌尿系统常见疾病，共两本。第四辑：妇科常见病，共7本。第五辑：儿科常见病，共三本。第六辑：心脑血管常见疾病，共两本。第七辑：内分泌系统常见疾病，共两本。第八辑，其他常见病，共六本。第九辑：外科骨伤病，共三本。第十辑：五官科疾病，共四本。统一称为《1955—1975全国中医献方类编》。

与市场上流行的很多药方出处不明也不知是否有效的方书不同，本套丛书最大特色就是献方的真实性，以及疗效的确切性。

之所以能这么肯定，还要从那场轰轰烈烈的全国献方运动说起。毫无疑问，那是一次全国范围内自上而下，深受当时政府重视的的中医运动。

1941年9月，陕甘宁边区国医研究会召开第二次代表会议，与会中医献出治疗夜盲症、腹痛、心痛、花柳等病的祖传秘方十余种，这是中国共产党领导的中医工作中第一次公开献方，意在打破传统中医的保守风气，使验方、秘方能广泛传播，为民所用，并借此提高中医政治地位。

此后，边区组织各地召开医药研究会和医药座谈会，发现了很多模范医生，也公开了很多秘方。

1944年，既是中医业者，又素为毛泽东所推重的陕甘宁边区政府副主席李鼎铭再次号召中医者公开各自的秘方。

1955年3月召开的全国卫生科学研究委员会第一届第四次会议强调："……对中医中药知识和中医临床经验进行整理和研究，搜集和整理中医中药书籍（包括民间验方、单方），使它提高到现代的科学水平，是我们医学科学研究工作者的光荣任务。"从而明确指出要对献方进行整理研究并集结出版，全国各地均积极响应号召。

较早开展此项工作的是江苏省徐州市卫生局。1954年10月，徐州市卫生局聘请了9名经验丰富的中医对该地区所献验方进行甄审，并将这些验方分为三类：第一类是用于治疗常见病，且临床已证实有效；第二类是用于治疗常见病，临床上认为使用有效而尚未经科学证实者；第三类是治少见病或有离奇药，临床疗效不显著者。经过层层筛选，最后，仅从第一、二类验方中选出了18个确有实效的进行推广。

同样的，为确证献方疗效，杭州市卫生局组织中西医生进行共同讨论和分析；南通市则召开"中医验方试用座谈会"，由中医师介绍验方试用情况并进行讨论。

虽然全国各地对验方进行筛选的具体做法不尽相同，但都是稳妥而令人信服的。

1955年，江苏、福建两省出版了中医验方集。1956年，山西、江苏、河北、辽宁、黑龙江、福建6省相继出版了中医验方集；1957年，云南、四川、河南、广东、山东、陕西6省及西安市出版了中医验方集，河北、山西、黑龙江等省则出版了验方续集；1958年，广西、吉林、安徽、贵州、青海等省和重庆市、武汉市也组织出版了验方集，江苏、河南两省则出版了验方续集。

这些验方集出版后，都深受读者好评，一版再版。

1958年10月11日，毛泽东主席指出："中国医药学是一个伟大的宝库，应当努力发掘，加以提高。"于是，采集单方、验方、秘方之举由面向中医从业者迅速扩大为全国范围内的群众运动。可以说，此时的献方运动已经带有了强烈的政治色彩，各地"先后编出了数以百计的中医验方集"，献方数量之庞大令人震撼，但内容良莠不齐的情况也开始出现。

值得一提的是，由浙江中医研究所实验确证"蝌蚪避孕单方"无效的报道于1958年4月发表于《人民日报》，该报还在《编后》中告诫："民间单方在经过科学分析、实验和研究鉴定后再进行推广，才能对人民健康有所保证！"

同年11月，《人民日报》社论要求，"必须组织人力把这些民间药方分门别类地加以整理，并进行研究和鉴定"。说明当时已注意到，不经过细致的研究整理和验证就大事推广，是不妥当的。必须本着认真负责的态度，进行去粗取精和去伪存真的工作。

之后很长的时间里，全国各地整理出版的献方集基本遵循此原则，对药方的可靠性和有效性进行把关，不再一味追求多和全。如江西省中医药研究所整理出版的《锦方实验录》仅"精选了附有治验的255方"。

单方、验方、秘方既然多年来不断传承并在民间得以运用，必然有其独特的治疗价值，我们理应重视并将其传承推广下去。所以本套丛书按照常见疾病对献方进行分类归纳，相较当时对药方按照地域划分的方式，明显现在的编排更方便读者查找使用。

本着对献方者的尊重，方中的计量单位仍保留原样（多为钱、两），不予以修改。

中医"法可定，方无穷"，尽信方不如无方，故读者在查询使用时尽量能咨询相关专家，辨证论治与专病专方相结合。当然在本套丛书的编纂过程中，我们将含有毒性药物、国家现已明确规定不能使用药物的药方，以及带有明显迷信色彩的药方均一一进行剔除，希望能尽量保证本套书中献方的安全性和有效性，也希望这些目前看来仍不为大众熟知的单方、验方、秘方能早日为人民健康作出应有的贡献。

本套丛书从开始四处搜集资料到终于成书面世，历时近十年！原始资料的搜集、翻拍，对大量资料内容的进一步甄别、整理，每一册书中所收录验方的删选、归类，药物剂量的逐一核实，都花费了大量的时间和人力。在此，还要特别感谢提供资料的刘小军，不厌其烦整理内容、调整版式的郑杰，以及在成书过程中给予很多建议和方案的学苑出版社陈辉社长，感谢他们多年以来的支持和付出！

最后，希望这套颇具特色的验方系列丛书，能发挥出它们独特的治疗价值，并能得到应有的重视和广泛的传播！

学苑出版社　付国英

2019 年 6 月 11 日

目　　录

一、小儿咳嗽

　　中医把小儿咳嗽分为外感咳嗽和内伤咳嗽两种。外感咳嗽大多是外感寒热邪气导致，发病较急，持续时间较短，常和感冒并发。内伤咳嗽主要是由于脾虚、肺虚造成，持续时间较长，并且反复咳嗽。

　　【主治】　小儿咳嗽。

　　【方药】　陈香橼皮

　　【用法】　将陈香橼皮用蒸馏器蒸取露，每日二三次，每次五钱至一两，开水冲服。小儿可加糖或蜂蜜服。

　　【提示】　陈香橼露气香味淡，不仅能化痰，且能消滞。

　　【出处】　杭州市董浩（《浙江中医秘方验方集》第一辑）。

　　【主治】　咳嗽。

　　【方药】　荸荠汁或鲜藕汁五钱

　　【用法】　加冰糖，开水冲服。

　　【出处】　西宁铁路医院李晶莹（《中医验方汇编》）。

【主治】　小儿咳嗽惊搐。

【方药】　川贝三钱　朱砂九分

【制法】　共为细末，分作九包。

【用法】　内服，每次一包。

【提示】　原方未载明每口用量。可按年龄大小，每日一包至六包，分作三次服用。

【出处】　商专郭彩光（《河南省中医秘方验方汇编》续二）。

【主治】　小儿咳嗽。

【方药】　五匹风三钱　生姜一钱

【制法】　加水一小碗，煎汤半小碗。

【用法】　内服，一次服完。

【出处】　杨济中（《贵州民间方药集》增订本）。

【主治】　小儿咳嗽，齁喘，吐乳。

【方药】　赖化红五分　炙甘草五分

【制法】　将上药装入瓷杯内，加适量的开水及蜜少许，置于饭上蒸。

【用法】　取汁，每天服二至三次，每次二至三茶匙。

【出处】　孝感专署屠忠惠（《湖北验方集锦》第一集）。

【主治】　咳嗽。

【方药】　白蜂蜜二钱　香油一钱

【用法】　调匀，开水冲服。

【出处】　西宁铁路医院（《中医验方汇编》）。

【主治】　小儿夜咳。

【方药】　叶上果二钱　红糖五钱

【制法】　共蒸成糖汁。

【用法】　内服。

【出处】　陈锡彬（《贵州民间方药集》增订本）。

【主治】　儿童痨咳（一般指十六岁以下儿童所患童子痨）。

【方药】　生桐油树根二两（干的用一两）

【制法】　炖猪肉半斤。

【用法】　去渣，服汤肉。每隔两天一剂，连用三至五剂。

【出处】　王少洲（《贵州民间方药集》增订本）。

【主治】　小儿感凉咳嗽。

【方药】　核桃仁二个　冰糖五钱　姜炭一钱

【制法】　共研碎。

【用法】　开水冲服。

【出处】　商专唐洪飞（《河南省中医秘方验方汇编》续二）。

【主治】　咳嗽剧烈连续，面赤咽干，有时发生呕吐。

【方药】　川贝母一钱　大水梨一个　蜂蜜三钱

【制法及用法】　将川贝母研为细末，再将梨用刀去核，入贝母末于梨内，将蜂蜜倒于口上，放磁碟内，蒸熟酌量食之。

【出处】 繁峙县张贵寅（《山西省中医验方秘方汇集》第二辑）。

【主治】 小儿咳嗽。

【方药】 贝母 杏仁各二钱 苏叶五分

【用法】 水煎服。

【出处】 黎振亚（《大荔县中医验方采风录》）。

【主治】 小儿咳嗽吐涎沫，甚至作呕，身有微热者。

【方药】 生姜一钱（去皮） 白蜜一两 枇杷叶一钱（去毛）

【制法】 煎汁去渣，白蜜调和。

【用法】 内服。剂量按小儿年龄酌予增减。

【出处】 湖北省中医学院李正明（《湖北验方集锦》第一集）。

【主治】 小儿感冒咳嗽。

【方药】 杏仁（杵）二钱 牛蒡子（杵）一钱 安南子二枚

【用法】 加白糖一匙，滚开水泡服。煎服无效。

【提示】 安南子，即胖大海。

【出处】 杭州市俞尚德（《浙江中医秘方验方集》第一辑）。

【主治】 时发性连续咳嗽，伴以面红或发绀及呕吐者。

【方药】 黄连粉末十公分 车前子十公分 百部五十公分

【用法】 用冷水煎熬一小时后过滤，再加水煎一小时过滤，取两次滤液文火浓缩成四百五十毫升，放置冷后成胶冻状，取名黄百膏。

剂量按体重每公斤每日三毫升，分三四次内服。

【经验】 湘潭人民医院总结治疗百日咳报告：用本方治疗病例共十九例，完成七日以上治疗者十五例，其中九例经治疗后七至十四天内全愈，或痉咳停止，六例痉咳次数明显减少。

【出处】 湘潭人民医院总结报告（《湖南省中医单方验方》第二辑）。

【主治】 咳嗽剧烈，呈阵发性，咽喉干燥，发作时有呕吐现象。

【方药】 川贝母（去心）三钱　桔梗一钱二分　冬虫草三钱　梨皮引

【制法及用法】 水煎，食后服。此方系小儿三岁以上剂量，一二岁者减半用之。

【出处】 临县刘子哲（《山西省中医验方秘方汇集》第二辑）。

【主治】 阵发性痉挛性咳嗽，呕吐黏痰，面部浮肿。

【方药】 百合二斤　浙贝母二斤　甘草一斤　蜂蜜一斤

【用法】 先将前三味和净水二十斤，火煎煮两点半钟，滤后（约十二斤水）再加净水五至七斤，煎煮滤过去滓。将前后两次滤液慢火浓缩，加入蜂蜜制成八千毫升糖液。

一至三岁每日三十毫升，四至八岁每日六十毫升，九至十五岁每日九十毫升，一日三次。

【出处】 麻阳县防治百日咳工作组（《湖南省中医单方

验方》第二辑)。

【主治】 小儿咳嗽。

【方药】 鲜地骨皮三钱 鲜桑皮四钱 鲜艾叶三钱 江米
五钱 蜂蜜二两

【制法】 将药煎成，冲蜂蜜。

【用法】 徐徐服之。

【出处】 王俊杰(《河南省中医秘方验方汇编》)。

【主治】 咳嗽连续，呛咳痰多。

【方药】 苇根三钱 清半夏二钱 橘红二钱 梨二个(切片)
葶苈子一钱半 冰糖五钱

【制法及用法】 水煎取汁，酌量饮之。

【禁忌】 感冒风寒、刺激性食物。

【出处】 郭允藩(《山西省中医验方秘方汇集》第二
辑)。

【主治】 小儿感冒风寒咳嗽。

【方药】 杏仁 苏叶 前胡 桔梗 生草 生姜引

【用法】 药量按小儿年龄酌用，水煎服。

【出处】 昔阳梁德(《山西省中医验方秘方汇集》第三
辑)。

【主治】 小儿感冒初起，发热恶寒，鼻塞流涕，咳嗽，
其咳并不连续。

【方药】 陈皮五分 姜半夏五分 杏仁一钱 紫苏五分 荆

芥五分　天葱一茎　生姜一片

【用法】　水二盅半煎一盅，分二次服，以上为一岁量。

【出处】　诸暨县姚伯言（《浙江中医秘方验方集》第一辑）。

【主治】　小儿咳嗽。

【方药】　僵虫一钱　橘红一钱　寸冬一钱　京半夏二钱　川贝三钱　杏仁一钱　朱砂五分　石膏一钱　白及五钱　琥珀五分南星一钱

【用法】　共为细末。一周岁至三周岁，每服五分；四至六岁，每服一钱。一日三次，开水送下。

【出处】　江西东乡（《中医名方汇编》）。

【主治】　咳嗽气急喘促（气管炎）。

【方药】　陈皮五分　半夏七分　胆星七分　枳实七分　杏仁七分　蒌仁五分　麻黄二分　甘草三分　石膏八分　生姜一片

【用法】　水煎服。

【加减】　痰盛，加竹茹五分；热盛，加黄芩三分，黄连三分；有汗，去麻黄。

【出处】　西宁铁路医院（《中医验方汇编》）。

【主治】　小儿咳嗽。

【方药】　僵蚕二钱　全虫二钱　全蜕二钱　冰片五分　朱砂一钱　贝母二钱　赤金十张

【用法】　共为细面，每服三分。

【出处】　东辽县徐国范（《吉林省中医验方秘方汇编》

第三辑）。

　　【主治】　小儿火嗽疫黄。

　　【方药】　炙双皮二钱　地骨皮一钱五　甘草一钱　川贝一钱五　寸冬二钱　知母二钱　桔梗一钱　元芩二钱　薄荷一钱五分

　　【用法】　水煎服。

　　【出处】　桦甸县（《吉林省中医验方秘方汇编》第三辑）。

　　【主治】　咳嗽兼腹泻。

　　【方药】　山楂　麦芽　建神曲　莱菔子　炒黄连　连翘　蝉蜕　生甘草

　　【用法】　水煎服。

　　【提示】　按小儿年龄定用量。

　　【出处】　熊长焱（《中医验方汇编》）。

　　【主治】　阵发性咳嗽，有时气喘或鼻出血。

　　【方药】　百部三钱　白前二钱　前胡二钱　杏仁二钱　紫菀二钱　全皮二钱　桑皮二钱　竹茹一钱半　枇杷叶一钱半　贝母二钱

　　【用法】　煎服。

　　【出处】　隆回县中医田跃龙（《湖南省中医单方验方》第二辑）。

　　【主治】　微热，不咳如常，一咳数十声不止，日久不愈，重则痰鸣气粗，关纹青粗，苔淡黄白。

　　【方药】　川贝一钱　橘络四分　建菖蒲四分　覆花一钱　苏

子—钱半　光杏—钱　菊花—钱半　双钩—钱半　杷叶八分　丝瓜络—钱　柿竹片四钱

【用法】　煎服，每日服一剂，多服寻愈。

【提示】　柿竹为湘南一带名称，用竹之双节者，其他地区名曰水竹。

【出处】　常宁中医谷鼎程（《湖南省中医单方验方》第二辑）。

【主治】　小儿咳嗽促，痰涎壅盛（按摩法）。

【推法】　在小儿承山穴往下推十余下，再在手掌心推中指根节十余下，每日三五次有效。

【出处】　雁北区中医进修班侯延勋（《山西省中医验方秘方汇集》第三辑）。

【主治】　小儿冬季咳嗽、痰惊。

【方药】　陈皮　法夏　茯苓各三钱　枳实二钱　竹茹—钱　龙骨　牡蛎各二钱　甘草—钱

【制法】　水煎。

【用法】　内服。

【出处】　徐鹤鸣（《中医采风录》第一集）。

附一：小儿喉痛

【主治】　小儿喉痛。

【方药】　养阴清肺汤加减：生地三钱　石斛二钱　麦冬二

钱 知母一钱 元参三钱 连翘二钱 银花二钱 川贝一钱 杏仁一钱 杭芍一钱 丹皮一钱 生草八分 射干一钱

【用法】 水煎去渣服。

【治验】 贺某某，男，3 岁，1956 年患喉红肿疼痛，生白膜，饮食不下，发热，服二剂即愈。

按：此方可用以治白喉，以及一般咽喉肿痛，兼有阴虚症状者。

【出处】 永新县烟阁联合诊所（《锦方实验录》）。

附二：小儿吐痰不止

【主治】 小儿久病，吐大口黏痰，太多不止。

【方药】 胡黄连一钱 儿茶二分

【用法】 水煎顿服，早晚空心服。

【出处】 庞各庄乡南章村刘桂山（《祁州中医验方集锦》第一辑）。

二、小儿百日咳

百日咳是小儿常见的一种呼吸道传染病，以痉挛性干咳为主。因为百日咳病程比较长，可长达 3 个月左右，所以称为百日咳，中医称之为"顿咳"。

一旦诊断为百日咳，首先要对患儿进行隔离，并及时治疗。

【主治】 百日咳。

【方药】 老公须（又名百条根）三钱

【用法】 煎汤服。

【出处】 霞浦县潘马金（《福建省中医验方》第二集）。

【主治】 百日咳。

【方药】 蜜兰花（一岁用一朵）

【制法】 福建山兰又名官兰，庭园多培植。夏秋间开花，味清香。取其开透未谢的花，置于净瓶中以蜜渍之。

【用法】 冲开水服。

【提示】 咳嗽连声，咳声如鹭鸶叫，或痰中混有血丝者可用。临床治愈多例。

【出处】 晋江县赵伯英（《福建省中医验方》第二集）。

【主治】 百日咳。

【方药】 狗吊（即黄独，又名土茄、吊薯、土芋）一大粒

【用法】 炖冰糖服。

【出处】 顺昌县张璧光（《福建省中医验方》第三集）。

【主治】 百日咳。

【方药】 狗嗽果或根（即土芋，又名黄独）五至八钱

【用法】 此为十岁儿童量。用冰糖炖服，日服两次。

【出处】 福州市升平社十四号王习芦（《福建省中医验方》第四集）。

【主治】 百日咳。

【方药】 干枸子草五钱

【用法】 水煎。饭后分服，每日三次，五岁以下减半用。

【提示】 百日咳并口腔炎，用之最效。

【出处】 长汀县河田联合诊所李自召（《福建省中医验方》第四集）。

【主治】 百日咳。

【方药】 蒜若干

【制法】 先将蒜捣烂加冷开水一茶杯，三小时滤过取汁。

【用法】 应加适当的糖量，以甜为度。每次一小酒怀，视小儿的年龄徐徐服之。

【出处】 王敏功（《河南省中医秘方验方汇编》）。

【主治】 百日咳。

【方药】 蚱蜢（方头的）十只

【用法】 以水煎至味淡，再更换十只煎水服。

【出处】 宁乡县中医童日新（《湖南省中医单方验方》第一辑）。

【主治】 百日咳

【方药】 大蒜二两

【制法】 冲绒加白开水拾两，浸十天滤汁。

【用法】 五岁以上小孩，每次服十五毫升；五岁以下者酌减。日服三次，可加白糖。

【出处】 唐德昌（《中医采风录》第一集）。

【主治】 百日咳。

【方药】 虾子四两

【制法】 水煎。

【用法】 内服。

【出处】 王见忠（《中医采风录》第一集）。

【主治】 百日咳。

【方药】 白公鸡胆一个

【制法】 上药加入白糖适量。

【用法】 三次分服，一日三次。

【治验】 服三个即愈。

【出处】 沽源县陈守田（《十万金方》第一辑）。

【主治】　百日咳无表证。

【方名】　一味黄连汤

【方药】　黄连五钱

【制法】　水煎成半茶碗，入白糖一至二两。

【用法】　不拘时徐徐饮之。

【出处】　新奇县梁立诚（《十万金方》第二辑）。

【主治】　顿咳（百日咳）。

【方药】　蚱蜢十只

【用法】　水煎服，连服三剂。

【提示】　本方可用于百日咳痉咳期。

【出处】　长泰县卫星公社保健院曾文辉（《采风录》第一集）。

【主治】　顿咳（百日咳）。

【方药】　百部二钱

【用法】　水煎服。

【出处】　南靖县龙山保健院庄昭善（《采风录》第一集）。

【主治】　顿咳（百日咳）。

【方药】　生橄榄二十粒

【用法】　炖冰糖，作三次服。

【出处】　南靖县卫星社枋洋黄开泰（《采风录》第一集）。

【主治】 百日咳。

【制法及用法】 百合一个，捣烂和水煎百沸，另加豆酱一碗、冰糖少许，再煎百沸，温服之。

【出处】 薛如元（《山西省中医验方秘方汇集》第三辑）。

【主治】 百日咳。

【方药】 蛇胆制川贝末（广州市蛇王福出品，玻璃筒装，以筒为单位，系由蛇胆汁、川贝母、半夏三药组成）。

【用法】 服时，打开玻璃筒，将药末放于茶杯内，加白蜜或白糖少许，用开水化服。小儿半岁以下，每次服三分之一筒，日服三次；半岁至四岁，每次服二分之一筒，日服三次；四岁以上，每次服一筒，日服三次。

【治验】 我院在门诊部试治六例，均为未满四岁的儿童。其中男性三例，女性三例；半岁的一例，一岁的二例，一岁半的一例，三岁的二例。一般病程均在十天以上，有百日咳的接触史，临床症状为阵发性、连续性、痉挛性的咳嗽，有哮鸣音，呕吐，颜面浮肿，体温正常。

在服用蛇胆制川贝末时，未并用其他药物，一般在服药后第三日，症状即显著好转，痉咳程度减轻，咳嗽次数减少，持续时间缩短。服药后第五日，四例患儿咳嗽痊愈，仅有轻微咳嗽者二例，其疗效比服鸡、猪苦胆汁更好。

【出处】 宜春专区人民医院（《锦方实验录》）。

【主治】 百日咳

【方药】 鸡苦胆

【用法】 制成胶囊剂，内服。
【出处】 西宁铁路医院王萍（《中医验方汇编》）。

【主治】 百日咳。
【方药】 百部—斤
【用法】 水三斤，将百部熬取浓汁半斤，用布滤过去渣，加白糖或红糖半斤，再微熬搅匀。每日服三次，每次一茶匙。五六岁可用此剂量，小儿酌减。
【出处】 桦甸县（《吉林省中医验方秘方汇编》第三辑）。

【主治】 百日咳。
【方药】 鸡胆—个
【用法】 满一周岁小儿分三次，加白糖服。每日三次。
【出处】 蛟河县王英（《吉林省中医验方秘方汇编》第三辑）。

【主治】 百日咳。
【方药】 青老蝙蛆（雌蚱蜢）十个
【制法】 埋无焰火内烧熟。
【用法】 每次吃五个，二次吃完。
【出处】 商专周寿廷（《河南省中医秘方验方汇编》续二）。

【主治】 百日咳。
【方药】 鸡苦胆
【制法】 用针将胆穿破，挤出其汁，加入少许白糖。

【用法】 用开水冲服，每天服二至三次。

【提示】 一岁小儿，三天吃一个；二岁小儿，二日吃一个；三岁及三岁以上小儿，一日一个。

【出处】 恩施县（《湖北验方集锦》第一集）。

【主治】 百日咳。

【方药】 猪胆汁

【制法】 取健猪胆用冷开水洗净，反复三四次，用消毒剪将猪胆剪开，把胆汁盛于消毒碗内。一个猪胆加白糖一两，取面盆一个，内放开水，隔碗炖热，俟碗内白糖充分溶解，藏入瓶中备用。

【用法】 饭前服（饭后服易引起呕吐），每日二次。二至三岁小儿每次服 5 毫升，三至五岁每次服 10 毫升。

【提示】 本方疗效可靠。连服五天以上，即见显著效果。如服时仍有苦味，可再用糖开水冲服。无不良反应，且服的越早，效果越好。

【出处】 恩施县（《湖北验方集锦》第一集）。

【主治】 百日咳。

【方药】 黄连—斤

【制法】 将黄连捣碎，放入瓦罐中，加水，高出药面一二寸，文火煎熬二小时，将液滤出，加水再煎。如此六七次，至不很苦时为止。再将黄连液浓煎至一斤。

【用法】 小儿每天服三至五分，服时加入大量糖浆。

【提示】 本方服用后无副作用。

【出处】 恩施县（《湖北验方集锦》第一集）。

【主治】 小儿百日咳。

【方药】 大蒜<small>小五个或大三个</small>

【用法】 切片，用开水泡在瓷器中，密封 24 小时，取出加白糖冲匀。每次一茶匙，每天三次。

【出处】 吴兴市沈润庄（《浙江中医秘方验方集》第一辑）。

【主治】 小儿痉咳，日久不愈。

【方药】 ①鲜射干汁

②核桃肉

【用法】 ①用鲜射干捣汁，兑白糖服。

②捣绒拌冰糖，当点心服。

【出处】 湘阴县中医巢竞寰（《湖南省中医单方验方》第二辑）。

【主治】 百日咳。

【方药】 生西湖柳叶<small>一两五钱</small>　冰糖<small>五钱</small>

【用法】 和水煎约一小时，当茶服。

【出处】 漳州市严松江（《福建省中医验方》第三集）。

【主治】 百日咳。

【方药】 杏仁　核桃肉<small>各等分</small>

【用法】 捣烂，以生姜汤调服。

【出处】 宁乡县中医童日新（《湖南省中医单方验方》第一辑）。

【主治】 治小儿百日咳，咳来成阵，面红气逆，痰壅呕吐。

【方药】 京川贝（淡姜汤润湿，饭上蒸透晒干）一两　甘草三钱（生炙各半）

【用法】 共研细粉，砂糖为丸，龙眼核大，燥处收藏。每服一丸，米饮化下。

【出处】 吴兴县凌拙甚（《浙江中医秘方验方集》第一辑）。

【主治】 小儿百日咳。

【方药】 款冬花　冰糖不拘分量

【用法】 开水冲服。三岁以内每服一钱，三岁以上可倍服之。

【出处】 林大树（《浙江中医秘方验方集》第一辑）。

【主治】 小儿百日咳。

【方名】 桑叶膏

【方药】 霜桑叶一斤　川贝五钱

【制法】 先将桑叶熬二三小时后，把桑叶取出，将川贝面入内，再熬成膏。

【用法】 每次服三钱。

【治验】 李某某，男，咳嗽久而不愈，经服此膏即愈。

【出处】 涿鹿县支兆有（《十万金方》第二辑）。

【主治】 百日咳（即顿咳），久而不愈，有嗽时作呕者。

【方药】 黑白丑各一钱半（半生半炒）　人参一钱

【制法】 共为细面。

【用法】 每次服四分，一日二三次或酌情用。

【治验】 1952年王营村王某小孩百日咳，服此药治愈。

【出处】 无极县赵德庆（《十万金方》第三辑）。

【主治】 百日咳。

【方名】 百日咳方

【方药】 大蒜一头　白糖四两

【制法】 将大蒜与糖用水煎成汤剂。

【用法】 日服三次。

【出处】 阳原县薛明永（《十万金方》第三辑）。

【主治】 百日咳。

【方药】 冬花三钱　冰糖五钱

【用法】 先煎冬花，以汤冲，和冰糖溶解后当茶饮，连服四五天就见轻，继服至七八日即告痊愈。但病情顽固者必须多日服药，缓以治之。

【提示】 冬花润肺化痰，治咳逆上气；冰糖为砂糖之结晶，多经煎炼，气味轻清，可助冬花润肺平逆降火。此汤味甘，小儿用之更好。

【出处】 北段村史云如（《祁州中医验方集锦》第一辑）。

【主治】 顿咳（百日咳）。

【方药】 鸡内金二钱　川贝一钱

【用法】 研末，调饴糖作三次服。

【提示】 本方用于百日咳减退期（痉咳减少时）为宜。

【出处】 南靖县灯塔医院林良振（《采风录》第一集）。

【主治】 百日咳。

【方药】 棉子油　鸡蛋一个

【制法】 将鸡蛋用棉油炸熟。

【用法】 将油炸鸡蛋一次吃完。

【出处】 安阳牛庚书（《河南省中医秘方验方汇编》续一）。

【主治】 百日咳。

【方药】 生荸荠二斤　蜂蜜二两

【制法】 将荸荠捣碎拧汁，加蜜兑。每次用二茶匙，加水少许，同煎煮沸。

【用法】 一天服二次。

【出处】 睢县刘振理（《河南省中医秘方验方汇编》续一）。

【主治】 百日咳。

【方药】 川贝五钱　牛黄二分

【用法】 将川贝煎水，牛黄分三次兑服，连服二剂痊愈。

【出处】 江西信丰（《中医名方汇编》）。

【主治】 百日咳。

【方药】 生扁柏三钱　红枣十个

【用法】 水煎服，3~4次即愈。

【出处】 江西信丰（《中医名方汇编》）。

【主治】 百日咳。

【方药】 生侧柏三钱　红枣十枚

【用法】 水煎服。

【出处】 西宁铁路医院（《中医验方汇编》）。

【主治】 百日咳。

【方药】 白及三钱　冰糖二钱

【用法】 将白及研末，同冰糖加入半碗水煎，分三次服。

【出处】 西宁铁路医院民间验方（《中医验方汇编》）。

【主治】 百日咳。

【方药】 冬花　白及各等分

【用法】 共为细末。一周岁每次服二分，三至六周岁每次服三分，每四小时服一次，白水送下。

【出处】 怀德县刘明汉（《吉林省中医验方秘方汇编》第三辑）。

【主治】 百日咳。

【方药】 生姜汁半杯　白蜜两食匙

【用法】 沸水冲，分三四次服。

【出处】 许鹏飞（《吉林省中医验方秘方汇编》第三辑）。

【主治】　百日咳。

【方药】　白糖十二两　茶叶二两

【用法】　水煎服，每日二次，三日用完。

【治验】　治愈和平村刘平山三子等多人。

【出处】　同连湛增禄（《祁州中医验方集锦》第一辑）。

【主治】　百日咳。

【方药】　鲜荷叶蒂三个　百草霜一钱

【制法】　将荷叶蒂捣烂，煎水滤汁，每次调百草霜五分。

【用法】　内服，每日二次。

【出处】　恩施县（《湖北验方集锦》第一集）。

【主治】　百日咳。

【方药】　鸡蛋一枚　蜂糖适量

【制法】　开水冲。

【用法】　内服。

【出处】　恩施县（《湖北验方集锦》第一集）。

【主治】　百日咳。

【方药】　尖贝二钱　冰糖五钱

【制法】　将尖贝研细，与冰糖炖。

【用法】　内服。

【出处】　郧县（《湖北验方集锦》第一集）。

【主治】 百日咳。

【方药】 川黄连一钱　潞党参三钱

【制法】 水煎。

【用法】 内服。

【出处】 郧县（《湖北验方集锦》第一集）。

【主治】 小儿百日咳。

【方药】 鸡苦胆一个　百合三钱

【制法】 百合熬水，加适量白糖，冲鸡苦胆。

【用法】 三岁以上者服一个，三岁以下者服半个。

【出处】 建始县（《湖北验方集锦》第一集）。

【主治】 百日咳。

【方药】 活鲫鱼一尾（重约五两）　白糖五钱

【用法】 破腹洗净，和白糖摆盆中蒸熟，鱼肉和汤服之。

【提示】《集简方》中有活鲫鱼以儿自便尿养之，待红煨熟食之，治小儿齁喘。

【出处】 嵊县丁伯荪（《浙江中医秘方验方集》第一辑）。

【主治】 百日咳。

【方药】 细茶叶一两　冰糖二两　百部五钱

【制法】 泡白开水。

【用法】 常作茶饮。

【出处】 房寿生（《中医采风录》第一集）。

【主治】　百日咳，咳嗽不止，呕吐黏痰。

【方药】　冬花一两　　百部三钱　冰糖一两

【用法】　水三盅煎一盅，分十余次服，一日服尽。剂量按患儿大小，灵活掌握使用。

【出处】　无极县邢膏如（《十万金方》第一辑）。

【主治】　小儿百日咳嗽不止，呕吐黏痰。

【方药】　款冬花一两　　百部三钱　冰糖一两

【制法】　水煎。

【用法】　每次一盅，一日十盅或十二盅即愈。

【出处】　无极县（《十万金方》第二辑）。

【主治】　小儿百日咳。

【方药】　川贝二钱　朱砂一钱　煅赭石八分

【制法】　共为细末，炼蜜为丸，如绿豆大。

【用法】　内服，竹茹汤送下。

【出处】　安平县武寿山（《十万金方》第三辑）。

【主治】　顿咳（百日咳）。

【方药】　生扁柏三钱　乌枣十粒　龙牙草五钱

【用法】　水一碗煎五分，作三次服。

【出处】　南靖县灯塔村罗亿通（《采风录》第一集）。

【主治】　顿咳（百日咳）。

【方药】　黄连六钱　吴茱萸一钱　百部二钱

【用法】　共研末为丸，每天服三次，每次五分，开水送服。

　　【出处】　南靖县超美公社金联吴来金（《采风录》第一集）。

　　【主治】　顿咳（百日咳）。

　　【方药】　生扁柏三钱　百合二钱　红枣七粒

　　【用法】　水煎，作三次服。

　　【出处】　南靖县大房社罗澄清（《采风录》第一集）。

　　【主治】　百日咳。

　　【方药】　川贝母一两　杏仁五钱　青黛三钱

　　【制法】　共为细末。

　　【用法】　三岁小儿每服一钱，每日二次。

　　【出处】　兰考范镕泉（《河南省中医秘方验方汇编》续一）。

　　【主治】　百日咳。

　　【方药】　百合一两　江米一两　白糖一两

　　【制法】　百合同江米熬成汤，白糖加入。

　　【用法】　内服。

　　【出处】　项城尹明初（《河南省中医秘方验方汇编》续一）。

　　【主治】　百日咳。

　　【方名】　橘红膏

　　【方药】　化州红毛橘红二钱　白茅根四钱　冰糖二两

【制法及用法】 先用微火煮橘红和冰糖，以煮透为度，后下茅根再煮，收膏备用。每服一至三钱，加适量温开水调匀内服。

【提示】 据献方人称，此系家传方，临床应用多年，颇有疗效。惟橘红一味，必须化州产者（亦称尖化红），功效始著。本方可按病情，配合他药煎汤内服。

【出处】 冶治明（《成都市中医验方秘方集》第一集）。

【主治】 百日咳。

【方药】 芥菜子一钱 萝卜子一钱 豆角皮一钱

【用法】 水煎二次，先后温服，连服五日即愈。

【出处】 陈作新（《崇仁县中医座谈录》第一辑）。

【主治】 百日咳。

【方药】 川贝母粉五钱 蜂蜜一两 生姜汁一酒盅

【用法】 将以上三味同入茶缸内搅匀，另用一个小锅盛水，把茶缸放在锅内，大火烧一小时，取出备用。每天服三次，白开水冲服。二岁小儿每次一匙勺，一剂即愈。

【提示】 此方适用小儿。

【出处】 江西东乡（《中医名方汇编》）。

【主治】 百日咳。

【方药】 百部二两 鲜桑叶二两 枇杷叶（去净毛）三十皮

【用法】 煎成浓汁去滓，加入白糖，制成糖浆，频服。

【出处】 沅江县中医陈述卿（《湖南省中医单方验方》第二辑）。

【主治】　百日咳。

【方药】　百部　沙参　白芍_{各一钱}

【制法】　加水浓煎。

【用法】　频服。

【提示】　此为两岁小儿一日量。

【出处】　恩施县（《湖北验方集锦》第一集）。

【主治】　百日咳。

【方药】　川贝母_{五钱}　蜂蜜_{十两}　生姜汁_{一酒杯}

【制法】　三味同放在药缸中拌匀，用小锅盛水，药缸放在锅内，文火炖一小时取服。

【用法】　每天服三次，白开水冲服。二岁小儿每次服一匙，二岁以上的酌加。

【出处】　恩施县（《湖北验方集锦》第一集）。

【主治】　小儿百日咳。

【方药】　百合　大蒜　白糖_{等分}

【制法】　百合、大蒜烧存性，研为细末，用开水泡，澄清，去渣取汁。

【用法】　取澄清之水，冲白糖内服。

【出处】　建始县（《湖北验方集锦》第一集）。

【主治】　百日咳初期、晚期、痉咳期。

【方药】　黄豆_{三两}　车前草_{一两}　陈茶叶_{一两}　冰糖_{一两}

【用法】　用水 1000 毫升，先熬前三味，须久熬至 500 毫升时，纳冰糖溶化，滤去渣。分六次服，每三小时一次，照此量连服一星期。

【出处】 望城县中医周威甫（《湖南省中医单方验方》第二辑）。

【主治】 百日咳。

【方药】 百部二两 甘草五钱 黄连二钱

【用法】 共熬浓汁，熬三次去滓，取三次药汁，放入白糖四两，再熬成糖浆。每次服一调羹，一日服四次，连服一星期。

【出处】 湘阴县中医周南一（《湖南省中医单方验方》第二辑）。

【主治】 百日咳。

【方药】 人中黄三钱 朱砂一钱 橘饼一个（切碎） 瘦猪肉三两（切碎）

【用法】 三岁儿童，开水炖二点钟。一日二次分服，连服三至五天。

【出处】 永定县华安丰山乡丰山联合诊所张仁生（《福建省中医验方》第四集）。

【主治】 百日咳。

【方药】 红糖 白糖 香油 蜂蜜各等分

【制法】 水炖沸，服之。

【出处】 王昭堂（《河南省中医秘方验方汇编》）。

【主治】 百日咳，面肿衄血。

【方药】 侧柏叶一钱　大枣一枚　百部五分　冰糖一钱

【制法及用法】 用水半茶杯，煎至一半，清出，加冰糖，溶解后温服。隔三小时，渣再煎服。

【提示】 此为一岁小儿用量，一岁以上者按年龄酌加。

【出处】 (《青海中医验方汇编》)。

【主治】 百日咳。

【方药】 黄连二钱　尖贝（兑服）二钱　百部三钱　甘草一钱

【用法】 水煎内服。

【提示】 无热，可去黄连加紫菀。

【出处】 张顺风(《中医采风录》第一集)。

【主治】 百日咳。

【方药】 浮小麦一勺　大枣三枚　甘草二钱　桑白皮三钱

【制法】 水煎。

【用法】 内服。

【出处】 罗长春(《中医采风录》第一集)。

【主治】 小儿百日咳。

【方药】 生石膏一两　金果兰二钱　川贝母二钱　京牛黄五厘

【制法】 共为细面。

【用法】 小儿按年龄加减，每岁服一分，每日服一二次白水下。

【出处】 无极县魏寿德(《十万金方》第一辑)。

【主治】　小儿百日咳，咳嗽不休。

【方药】　生石膏一两　金果榄（去皮）二钱　川贝母二钱
京牛黄五厘

【制法】　共为细面。

【用法】　小儿每岁服一分，每日服一二次，白水送下。

【出处】　无极县（《十万金方》第二辑）。

【主治】　百日咳。

【方名】　一捻金

【方药】　人参　二丑　槟榔　大黄各等分

【制法】　为细末。

【用法】　量服。

【出处】　平山刘瑞林（《十万金方》第三辑）。

【主治】　小儿百日咳，属热证者。

【方药】　川贝一两　石膏五钱　寒水石一钱　朱砂少许

【用法】　为细面，如桃花色为度。每服五钱，白水
送下。

【出处】　庞各庄乡医院马庆吉（《祁州中医验方集锦》
第一辑）。

【主治】　百日咳。

【方药】　川贝母一钱　朱砂（外包）五分　生石膏三钱　僵
蚕五分

【制法】　水煎。

【用法】　内服（五岁以下小儿减半量）。

【出处】　登封姜文治（《河南省中医秘方验方汇编》续一）。

【主治】　百日咳。

【方药】　僵虫三钱　双丁三钱　川贝三钱　橘红三钱

【制法】　水煎。

【用法】　内服。

【加减】　呕吐加半夏，胃胀加苏子。

【出处】　商专董宪章（《河南省中医秘方验方汇编》续一）。

【主治】　百日咳。

【方药】　百部三钱　天冬三钱　寸冬五钱　甘草一钱

【制法】　水煎。

【用法】　内服。

【出处】　商专齐兆祥（《河南省中医秘方验方汇编》续一）。

【主治】　小儿百日咳。

【方药】　冰糖三钱　川贝母二钱　核桃仁三钱（共研末）梨一个

【用法】　上药共研末，将梨去皮心，将药末纳入梨内，外用面包蒸熟食之，轻者一次、重者三次。

【出处】　太原人民医院赵焕文（《山西省中医验方秘方汇集》第三辑）。

【主治】　小儿百日咳，阵咳哮喘。

【方药】　桔梗五钱　白及三钱　竹茹二钱　生草二钱

【用法】　水煎服。

【出处】　定襄董晋仪（《山西省中医验方秘方汇集》第三辑）。

【主治】　百日咳。

【方药】　冬花四钱　萋仁三钱　杏仁二钱　冰糖五钱

【用法】　水煎服。

【出处】　（《山西省中医验方秘方汇集》第三辑）。

【主治】　百日咳。

【方药】　百部六钱　甘草三钱　麦冬三钱　生侧柏叶四钱

【用法】　水煎，分二次服。

【治验】　赖某某，女，8岁，住凤凰山东枫树大队。剧咳已18天，眼胞浮肿，头痛，四肢亦有轻度浮肿，每天剧咳二十余次，尤以晚上更甚，咳时气促，面色潮红，呕吐，痰稀，经服本方三剂而愈。

【出处】　会昌县凤凰山东卫生院彭良汉（《锦方实验录》）。

【主治】　百日咳（阵发痉挛性咳嗽，咳时由颜面潮红而变青紫，颈项青筋怒起）。

【方药】　云连一钱　樟脑三厘　甘草一钱　生姜一钱

【用法】　水煎服。

【提示】　此分量为五岁以下儿童量，周岁以下儿童酌减一半。

【加减】 痰中带血或鼻衄、牙龈出血者，加茅根、侧柏叶、仙鹤草；痰多或呕吐甚者，加贝母、毛花红、苏子、法夏；热甚或大便闭结，或消化不良者，加山栀、大黄、紫菀、冬化、黄芩、杏仁、鸡内金、麦芽等；小便短者，加伏苓、车前仁之类。

【出处】 贵溪县卫协分会塘湾席济云（《江西省中医验方秘方集》第三集）。

【主治】 百日咳。

【方药】 苏海石三钱　大通草一钱半　北杏仁三钱　净滑石三钱

【用法】 水煎，早晚各服一次。

【出处】 宜春县卫协分会易文斗（《江西省中医验方秘方集》第三集）。

【主治】 百日咳。

【方药】 百部　川贝　沙参　白前各一钱

【用法】 水煎，加水400毫升浓缩成200毫升。分六次饮用。每日量如下：6个月~1岁100毫升；1岁以上150毫升；2岁200毫升；3岁250毫升；3~4岁300毫升；4~5岁350毫升；5岁以上400毫升（但每日量最多不超过400毫升）。

【提示】 本方用于痉咳期，疗效尤为显著。

【出处】 哈尔滨市红十字儿童医院（《中医名方汇编》）。

【主治】 百日咳。

【方药】 黄连　百部　杭芍　甘草各等分

【用法】 水煎服。

【提示】 剂量按年龄大小酌定。

【出处】 西宁第三门诊部马祥麟（《中医验方汇编》）。

【主治】 百日咳。

【方药】 麻黄一钱　细茶叶二钱　杏仁二钱　石膏二钱

【制法】 水煎。

【用法】 内服。

【出处】 郧县（《湖北验方集锦》第一集）。

【主治】 百日咳（初起）。

【方药】 桑白皮一钱　地骨皮一钱　薏米一钱　甘草三分
杏仁三分

【用法】 水煎服。

【出处】 杜玉若（《河南省中医秘方验方汇编》）。

【主治】 百日咳。

【方药】 川贝一两　花粉一两　白果五钱　朱砂五分　梅片
五分

【用法】 共为细面，量儿大小用之。初患表热者，用苏
叶汤送下。

【出处】 双辽县刘云阁（《吉林省中医验方秘方汇编》
第三辑）。

【主治】　小儿百日咳，成人咳嗽，肺中有水气，呕吐痰涎者亦可服。

【方药】　石膏二钱　硼砂一钱　天冬一钱　清夏一钱　茯苓一钱

【制法】　共为细面。

【用法】　白开水冲服。小儿每服一至三分，份量据患儿大小酌用。成人每服五分至一钱。

【提示】　不能服者，加白砂糖少许（须临服时加）。

【出处】　无极县阎绪吉（《十万金方》第一辑）。

【主治】　百日咳。

【方药】　六月寒三钱　兔儿风三钱　肺经草三钱　五皮草青蛙草三钱

【制法及用法】　水煎，服时加蜂蜜，重用更好。

【加减】　痰中有血丝者，加地白菜五钱，猪棕草三钱，白茅根四钱；气管炎咳嗽者，加萝卜头三钱，苟草根三钱，矮茶风三钱；呛咳、咳时气急、痰黏喉咙吐不出者，加白茯苓四钱，法半夏三钱；咳嗽发吐，吐出食物，咳声如小犬吠声者，加藿香三钱，水苇根四钱，芦竹根四钱，乌梅三钱。

【提示】　本方治百日咳甚佳，小儿服此方，分量宜视病情轻重而用，加减亦须斟酌病情使用。

【出处】　刘元福（《成都市中医验方秘方集》第一集）。

【主治】　百日咳初期，仅见呛咳不已症状。

【方药】　麻绒四分　百部二钱　杏仁二钱　石膏一钱五分甘草七分

【用法】　水煎温服。

【加减】　热重者，加入竹叶十片。

【出处】　彭县卫生工作者协会附属门诊部（《四川省中医秘方验方》）。

【主治】　百日咳中期（痉咳严重，体实、腹胀、便秘者）。

【方药】　紫菀二钱　百部二钱　前胡二钱　浙贝二钱　槟榔二钱　黑白丑（炒研）一钱五分　熟军一钱五分　紫苏子二钱　炒知母二钱　麦冬三钱　甘草七分

【用法】　煎水，加蜂蜜调服。

【加减】　如见咯血或流鼻血，则加生地二钱，丹皮一钱五分，炒蒲黄二钱，不用前胡、麦冬二味。

【出处】　彭县卫生工作者协会附属门诊部（《四川省中医秘方验方》）。

【主治】　百日咳末期（病已久，体力衰备，病已缓解而咳不止者）。

【方药】　玄参一钱五分　玉竹参二钱　浙贝二钱　麦冬二钱　米合二钱　炙桑皮二钱　枳壳一钱五分　紫菀二钱　甘草一钱

【用法】　水煎服。

【出处】　彭县卫生工作者协会附属门诊部（《四川省中医秘方验方》）。

【主治】　百日咳。

【方药】　鹿含草三钱　枇杷节三两　车前草三钱　兔儿风三钱　五皮风三钱

【用法】 共切碎，用蜂蜜一两合炒，加水煎服。

【出处】 威远县中医研究组（《四川省中医秘方验方》）。

【主治】 百日咳痉咳期。

【方药】 百部一两 麻黄二钱 杏仁五钱 葶苈二钱 黑牵牛（略炒）二钱

【用法】 上药焙干研末，炼蜜为丸，如芡实子大，热水化服。

【出处】 湘潭县中医刘述明（《湖南省中医单方验方》第二辑）。

【主治】 百日咳。

【方药】 茅根三钱 百部三钱（炙） 款冬花（炙）一钱五分 川贝五分 甘草五分 冰糖二钱

【用法】 二至五岁小儿，日服一剂。调开水炖服。

【提示】 小儿百日咳痉挛期，眼睛发红、痰涎带血，或衄血等症用之。

【出处】 莆田县黄石壶青乡联合诊所唐开煌（《福建省中医验方》第四集）。

【主治】 百日咳。

【方药】 炙麻黄一钱 生石膏二钱 炒杏仁一钱 蜂房三钱 贝母一钱 白梨二个（取汁）

【用法】 水煎服。

【出处】 顾子玉（《河南省中医秘方验方汇编》）。

【主治】　百日咳。

【方药】　天冬五钱　麦冬五钱　百部五钱　瓜蒌三钱　橘红二钱　紫菀二钱

【用法】　以水煎服，每日二次。

【出处】　宁乡县中医邓日升（《湖南省中医单方验方》第一辑）。

【主治】　小儿百日咳。

【方药】　葶苈子　牛子　苏子　覆花　山楂　青蒿各三钱

【用法】　水二盅，煎成半盅服。

【提示】　本方分量应按儿之大小临时酌定。

【出处】　阳原县梁兴汉（《十万金方》第一辑）。

【主治】　百日咳（又名顿嗽或疫嗽）。

【方药】　天冬五钱　寸冬五钱　蒌仁三钱　橘红二钱　百部三钱　赭石二钱

【加减】　初期加川军一钱半；久嗽者加竹茹三钱。

【针刺法】　大杼　风门　肺俞　二间　三间　天突　中脘　内关

【治验】　本方结合针刺，屡试有效。霍某某，男，11岁，顿嗽月余，鼻衄呕吐，屡治无效。经用药物针灸两次后见轻，四次后鼻衄、呕吐、顿嗽皆痊。

【出处】　霍超群（《祁州中医验方集锦》第一辑）。

【主治】 百日咳。

【方药】 生石膏四钱 川贝四钱 朱砂三钱 广木香二钱 月石一钱 代赭石一钱

【用法】 共为细末，每日二次，白糖水送下。四岁小儿每次服三分。

【治验】 安国流昌吕某某，男，5岁，患百日咳，阵发性呕吐，面肿，服此药痊愈。

【出处】 流昌村崔儒卿（《祁州中医验方集锦》第一辑）。

【主治】 百日咳。

【方药】 苦葶苈三钱 大贝母 杏仁 化橘红 半夏 元参各二钱 条芩二钱 竹茹二钱 鲜苇茎七寸 杷叶一钱半 甘草一钱 红梨一个（无红梨者用冰糖一两）

【制法】 水煎取汁。如用冰糖，第一煎加半两，二煎加半两。

【用法】 多次分服，三四剂可愈。

【加减】 口鼻出血，加栀子茅根。

【出处】 （《河南省中医秘方验方汇编》续一）。

【主治】 百日咳。

【方药】 川贝母一钱半 月石一钱 蛤粉煅五分 镜砂五分 琥珀一钱 青黛三分 赤金三张

【制法】 共为细末。

【用法】 一岁小儿每服二分，蜜水送下，每日服二次（随小儿大小增减）。

【出处】 濮阳孙怀堂（《河南省中医秘方验方汇编》续一）。

【主治】 百日咳。

【方药】 蒌仁—钱半 寸冬—钱半 川贝母—钱 僵虫—钱 川军—钱 甘草—钱

【制法】 用香油三两，炸药成黑色，去渣用油。

【用法】 药油分三日服。

【出处】 清丰周殿卿（《河南省中医秘方验方汇编》续一）。

【主治】 百日咳，同时吐白色黏沫，晚上尤甚。

【方药】 天冬 寸冬各五钱 百部三钱 化橘红 瓜蒌各二钱 梨一个

【制法及用法】 加水 300 毫升，煎服。以上量，一岁以内小儿，分二日四次服；二岁至三岁小儿，分一日二次服；三岁以上小儿，一次顿服。但须视具体情况，灵活运用。

【出处】 平鲁县班济（《山西省中医验方秘方汇集》第二辑）。

【主治】 虚性百日咳。

【方药】 百合—两 冬瓜仁二钱 竹茹—钱半 化橘红三钱 川贝母二钱 浙贝—钱

【用法】 水煎温服。

【出处】 太原李士直（《山西省中医验方秘方汇集》第三辑）。

【主治】 百日咳。

【方药】 润肺止咳散：桔梗（炒）　荆芥　紫菀（蜜炙）百部（蜜炙）　黄连　白蔹（蜜炙）各等分

【用法】 共研细末，一岁小儿每服一钱，一日二次，开水送服。

【出处】 西宁药材公司马涌泉（《中医验方汇编》）。

【主治】 百日咳，鼻衄、颜面浮肿者。

【方药】 川军　川贝　半夏　南星　全蜕各等分　姜黄加倍

【用法】 共研细末，一周岁小儿每日五分，六周岁以下的儿童不超过一钱，可根据病情增减用量。每日两次，加糖服之。轻者四五次，重者六七次即愈。

【出处】 九台县钱福川（《吉林省中医验方秘方汇编》第三辑）。

【主治】 百日咳。

【方药】 兔儿风三钱　五皮风三钱　肺经草三钱　枇杷叶三钱（去毛）　车前草三钱　鹿含草三钱

【用法】 将以上药煎水备用。用独头蒜二三个去皮，以新鲜菜叶或无毒树叶包好，在柴火上煨炮、捣泥，和上药汁调匀，分次服用。

【出处】 威远县中医研究组（《四川省中医秘方验方》）。

【主治】 百日咳。

【方药】 麻黄　石膏各一钱　杏仁一钱半　甘草八分　生

柏叶心一两　　大枣五枚　　赤糖二两

　　【用法】　用水煎，分四次至六次服下。

　　【出处】　莆田县张超杰（《福建省中医验方》第三集）。

　　【主治】　百日咳。

　　【方药】　百部二钱　　白前二钱　　麦冬二钱　　全皮三钱　　旋覆花二钱　　知母二钱　　甘草三钱

　　【用法】　以水煎服。

　　【出处】　祁阳县中医（《湖南省中医单方验方》第一辑）。

　　【主治】　百日咳初起。

　　【方药】　桔梗五钱　　荆芥五钱　　白前五钱　　百部五钱　　紫菀五钱　　陈皮五钱　　甘草五钱

　　【制法及用法】　共为细末。一岁以下小儿，每服三分，白开水冲服，每日三次。一岁以上小儿，用量按年龄递加，每次不超过一钱为宜。

　　【出处】　（《青海中医验方汇编》）。

　　【主治】　百日咳，声哑咳血。

　　【方药】　侧柏叶一钱半　　马兜铃一钱半　　川贝母二钱　　桔梗一钱　　远志一钱　　百部一钱　　甘草一钱

　　【用法】　水煎服。

　　【提示】　本方剂量为一岁小儿用量。

　　【出处】　（《青海中医验方汇编》）。

【主治】 百日咳。

【方药】 桑菊饮加麻黄、瓜蒌、贝母，或增入石膏、贡胶、寸冬、枇杷叶

【制法】 水煎。

【用法】 内服。

【出处】 顾俊发（《中医采风录》第一集）。

【主治】 百日咳，痉挛性咳嗽。

【方药】 紫菀 冬花 百部 桔梗各二钱 知母 麻黄 贝母 瓜壳各一钱 甘草五分

【制法】 水煎。

【用法】 内服。

【出处】 曾治民（《中医采风录》第一集）。

【主治】 百日咳，面肿、鼻衄、呕吐者。

【方药】 代赭石三钱 玄参 紫菀 百部 茯苓各二钱 覆花二钱 知母 防己 半夏 瓜壳各一钱 茅根十棵

【制法】 水煎。

【用法】 内服。

【出处】 曾治民（《中医采风录》第一集）。

【主治】 百日咳，面浮肿，胸满气促，流鼻血或痰中带血，气息奄奄者。

【方药】 桂枝 麻黄 石膏 生姜 大枣 半夏 瓜蒌 贝母 栀子 桑白皮 枇杷叶（用量按年龄病情酌定）

【制法】 水煎。

【用法】 连服二三剂即愈。

【出处】 吴祖福（《中医采风录》第一集）。

【主治】 百日咳。

【方药】 代赭石_{五钱} 丹参 白芍 粉丹_{各三钱} 桃仁 连翘 紫菀 竹茹_{各二钱} 大蒜_{一个}

【制法】 水煎。

【用法】 内服。

【出处】 唐元亮（《中医采风录》第一集）。

【主治】 百日咳，喉间痰鸣，脉浮，苔白者。

【方药】 麻黄 射干 半夏 五味 冬花 紫菀 干姜（用量按年龄病状酌定）

【制法】 水煎。

【用法】 内服。另用鸡苦胆一个，兑白糖与上药交换服。

【出处】 恒升医院（《中医采风录》第一集）。

【主治】 百日咳。

【方药】 泻白散加生地、玄参、白芍

【制法】 水煎。

【用法】 内服。

【提示】 本方用量按病情年龄酌定。

【出处】 胡行扬（《中医采风录》第一集）。

【主治】 小儿百日咳。

【方药】 炒葶苈子—钱半 枇杷叶三钱 六一散四钱 瓜蒌壳三钱 前胡二钱 杏仁泥三钱 桔梗五分

【用法】 上药煎服。

【加减】 面浮气肿，加生麻黄五分，蛤壳粉三钱；鼻衄加侧柏叶三钱，生藕节四钱，白茅根四钱。

【出处】 永康县徐凤仪（《浙江中医秘方验方集》第一辑）。

【主治】 小儿百日咳及伤风咳嗽。

【方药】 桑皮—钱半 杏仁—钱 橘红—钱半 清夏—钱 前胡—钱 云苓—钱 枳壳—钱半 知母—钱半 浙贝—钱半 甘草—钱

【用法】 水一盅，煎成半盅，每日服三次。不足一岁者剂量减半。

【提示】 冬日加麻黄三分，春夏不加。

【治验】 效果良好，治愈病例很多。

【禁忌】 忌生冷肉食。

【出处】 张北县韩登辂（《十万金方》第一辑）。

【主治】 百日咳。

【方药】 前胡—钱五分 白前—钱五分 南星—钱五分 牙皂七分 法半夏—钱 细辛五分 紫菀—钱 五爪橘红—钱 当归—钱五分 甘草五分

【制法】 水煎二次。本方量以四岁以下小孩为适宜，如年龄大者再加量。

【用法】　前两剂每日服四次，以后每日两次。轻者三剂即愈，重者五剂即愈。

【出处】　延庆县郭占霖（《十万金方》第一辑）。

【主治】　百日咳。

【方药】　炒杏仁一钱　白芥子五分　前胡一钱　牛子一钱　陈皮一钱五分　郁金七分　桔梗七分　枇杷叶一钱（去毛）　川贝四分　枳壳五分　薤白五分

【用法】　用水一茶盅半，煎剩半茶盅，每日分早午晚服完。

【治验】　赤城县三道川村王某，女，5岁，患百日咳已有一个多月光景，用本方三剂就好了。

【出处】　赤城县何太常（《十万金方》第一辑）。

【主治】　小儿百日咳，咳喘、呕吐、面目浮肿。

【方名】　泽肺丹（自创）

【方药】　桑皮一两半　桔梗一两　苏叶一两　甘草一两　清夏一两　云苓一两半　橘红一两半　麻黄一两二钱　生石膏一两二钱　川贝一两　杏仁一两　萝卜子五钱　苏子五钱　芥子五钱

【制法】　将杏仁以下四味药轧细，再与其余诸药共研细末，炼蜜为丸（每个五分重）。小儿每岁一丸，连服五日。

【出处】　冀县田子芳（《十万金方》第一辑）。

【主治】　百日咳。

【方药】　天冬四钱　寸冬四钱　百部三钱　竹茹二钱　蒌仁三钱　广橘红二钱　川贝一钱半　杏仁一钱半

【用法】 水煎温服。1~3 岁儿童分三次服，4~8 岁者分二次服，9~10 岁者一次服。

【出处】 束鹿县周鹤举（《十万金方》第一辑）。

【主治】 百日咳。

【方名】 辰砂抱龙丸

【方药】 天竺黄五钱　胆星三钱　全虫三钱　雄黄二钱　朱砂二钱　僵蚕三钱　半夏二钱　羌活二钱　防风三钱

【制法】 共为细面，蜜为丸，五分重。

【用法】 一二岁用一个，五岁用二个。

【出处】 获鹿县李玉振（《十万金方》第二辑）。

【主治】 小儿百日咳

【方药】 嫩桂枝一钱　薤白一钱　瓜蒌二钱　半夏一钱半　川厚朴一钱半　广橘红一钱　桑皮一钱半　金礞石七分　甘草五分

【用法】 以水一盅半，煎成少半茶盅。小儿三四岁者每服一酒盅，一日服三次。连服三剂后咳声减弱，再服数剂即愈。

【出处】 无极县薛廷立（《十万金方》第二辑）。

【主治】 小儿阵发性咳嗽，每咳一连串十数声，终了时有鸡鸣声的深吸气。

【方药】 生覆花二钱　半夏一钱半　橘红一钱半　炒杏仁一钱半　薤白一钱半　瓜蒌一钱　枇杷叶（去净毛）一钱　甘草五分　百部一钱半　紫苏一钱

【制法及用法】 如热度颇高，原方内加丹皮一钱半、栀子一钱半，水煎服。

【禁忌】 生冷有刺激性的食物。

【出处】 寿阳县黄荫图（《山西省中医验方秘方汇集》第二辑）。

【主治】 百日咳兼表证

【方名】 加味麻杏石甘汤

【方药】 麻黄五分　杏仁一钱　石膏四钱　甘草一钱　紫苏五分　葶苈子五分　橘仁一钱　川贝一钱五　枇杷叶一钱五　紫菀钱　冰糖二两　苇根为引

【用法】 水煎，不拘时间徐徐服之。

【提示】 本方之剂量为二至三岁小儿用。

【治验】 唐某某，4岁，患百日咳，服此汤治愈。

【出处】 新奇县梁立成（《十万金方》第二辑）。

【主治】 小儿百日咳。

【方药】 炒苏子二钱　广橘红二钱　清半夏二钱　当归二钱　桂枝一钱半　前胡三钱　川厚朴一钱　粉甘草一钱　硼砂一钱　寸冬一钱　天冬一钱　双皮二钱　炙杷叶二钱　江枳壳二钱　桔梗二钱

【制法】 贮于锅中，加水煎熬。

【用法】 把上煎好之药日服两次，视小孩年龄大小而酌情加减。

【治验】 累经使用，很是有效。

【出处】 行唐县会严崇山（《十万金方》第三辑）。

【主治】　小儿百日咳嗽，声哑，严重时鼻出血。

【方药】　炒杏仁一钱　天冬二钱　寸冬二钱　薄荷一钱半　百部一钱半　广皮二钱　白及一钱　花粉一钱　牛子一钱半　炙草一钱　蒌仁二钱

【制法】　水煎。

【用法】　五六岁小儿，匀四五次服完，一日二三次，三剂即愈。

【出处】　无极县安振魁（《十万金方》第三辑）。

【主治】　百日咳。

【方药】　寒水石二钱　石膏二钱　滑石二钱　川贝母一钱半　天竺黄五分　牛黄一分　赤金五张

【制法】　共为极细末。

【用法】　三岁以下者，每服三至六分，每日三次。咳嗽带血者，茅根三钱煎汤送下，发热者加白糖。

【出处】　安阳蔡福阳（《河南省中医秘方验方汇编》续一）。

【主治】　百日咳。

【方药】　川贝母三钱　清半夏三钱　炒杏仁三钱　白芥子一钱半　郁金一钱半　桔梗二钱　甘草二钱

【制法】　共为细末。

【用法】　七岁小儿服三分，加白糖少许，开水送下。每日服三次。

【出处】　滑县杨永久（《河南省中医秘方验方汇编》续一）。

【主治】 顿咳（百日咳）。

【方药】 天冬三钱　百部二钱　橘红一钱　桔梗一钱五分
麦冬三钱　瓜蒌一钱五分　川贝八分　蜜桑白皮二钱　甘草五分
旋覆花一钱五分

【用法】 水一碗四分煎七分，作三次服。

【出处】 长泰县谢梦奇（《采风录》第一集）。

【主治】 百日咳。

【方药】 川贝二钱　冬花二钱　炙覆花一钱五分　炙双皮二
钱　葶苈子一钱　天冬二钱　姜黄连一钱　广皮二钱　甘草五分
白梨三片

【制法】 水煎。

【用法】 内服。

【出处】 太康轩洪立（《河南省中医秘方验方汇编》续
一）。

【主治】 百日咳。

【方药】 海蛤粉六钱　青黛一钱　广皮二钱　赤茯苓四钱
枳实二钱　竹茹三钱　半夏三钱　兜铃二钱　枇杷叶三钱　茅根五
钱　甘草五分　或加薄荷二钱

【制法及用法】 上药加水二碗，煮取一碗，分四次服。

【禁忌】 忌醪糟。

【提示】 本方以温胆汤加清肺降气之药，对百日咳有
一定疗效。

【出处】 廖伯英（《成都市中医验方秘方集》第一集）。

【主治】 百日咳。

【方药】 麦冬二钱 川贝二钱 广皮钱半 款冬花二钱 防风钱半 火麻仁二钱 赤芍二钱 黄芩钱半 甘草一钱

【用法】 水煎法。

【治验】 本县姚墟张某某，女，周岁时患百日咳，每咳连续数声，面红耳赤，呕吐、汗出，医治无效。余察其因为风燥犯肺，用本方六剂而愈。类似患者，照方治之皆验。

【提示】 百日咳在临床上常有风寒、风热、风燥、痰饮等偏胜之不同。本方所主属风燥偏胜，故用药多取清润。

【出处】 新余县李支亚（《锦方实验录》）。

【主治】 百日咳。

【方名】 加味百部煎

【方药】 天冬三钱 寸冬三钱 广皮一钱 蒌仁一钱 百部一钱 杏仁二钱 枇杷叶一钱半

【用法】 水煎服。

【禁忌】 忌食煎炒。

【出处】 金溪卫协分会余北洲（《江西省中医验方秘方集》第三集）。

【主治】 百日咳。

【方药】 ①白术 川连 车前（加倍） 猪苓 泽夕 云苓 灯心 竹叶引 水煎服，一日或二日一剂。用量为：1月~1岁各药共四钱（各等分）；1~5岁共六钱（各等分）。

②桔梗 苇根 栀子 苦参 香附 柴胡 浮石 灯心、竹叶为引 水煎服，一天三次。用量根据年龄、病情

而定。

【用法】 日分三次服用。

【提示】 此方系百日咳新验方，疗效显著，经临床 200 余例百日咳患儿观察，治疗效果达 80% 以上。

【出处】 哈尔滨市公安医院（《中医名方汇编》）。

【主治】 百日咳。

【方药】 川连三钱 二条八钱 沙参三钱 菖蒲二钱 赭石二钱 月石二钱 川贝三钱 防风三钱 杏仁三钱 百部三钱 青黛二钱 黄芩三钱 桔梗三钱 牛子三钱 朱砂三钱 薄荷冰四分 石膏三钱

【用法】 共为细末，每服二至三分（一至二岁用量），日服三次，连服三日即愈。

【出处】 江西东乡（《中医名方汇编》）。

【主治】 百日咳。

【方药】 蜜冬花二钱 杏仁（去皮尖）钱半 苏籽一钱半 毛橘红一钱半 谷芽一钱 姜半夏二钱 蜜麻黄五分 射干钱半 贝母二钱 紫菀二钱 炙甘草钱半 瓜蒌霜二钱 五味子一钱半 北沙参二钱 大枣二枚

【用法】 水煎服。

【提示】 分量可按年龄酌减。

【出处】 大通中医进修班陈助邦（《中医验方汇编》）。

【主治】 百日咳（中期）。

【方药】 炙百部一钱半 侧柏叶二钱 甘草一钱 桔梗二钱

贝母一钱半　杏仁一钱半　紫菀一钱半　白糖一钱半

【用法】　水一碗，煎至半碗。一剂分早午晚三次服。

【提示】　此为五岁以下小儿量。

【出处】　互助中医进修班陶维章（《中医验方汇编》）。

【主治】　百日咳。

【方药】　天冬五钱　麦冬五钱　橘红二钱　瓜蒌仁二钱　甘草二钱　黄连一钱　百部根三钱

【用法】　水煎服。一至三岁，一日一剂，分三次服；三至六岁，一日一剂，分二次服；七至十岁，一日一剂，作一次服。

【禁忌】　此方屡用屡效，重者不过五剂即愈。

【出处】　西宁铁路医院（《中医验方汇编》）。

【主治】　百日咳。

【方药】　茅根二钱（鲜者用四钱）　　百部二钱　竹茹二钱　清夏二钱　僵虫二钱　寸冬五钱　蒌仁二钱

【用法】　用清水将药浸透为度，煎量越少越好，一剂药煎二次，混合一起，饭前服用。一周岁以下分六次服，二岁以上分四次服，至五岁分三次服，五岁以上者分二次服。

【出处】　吴王庄吴培耀（《祁州中医验方集锦》第一辑）。

【主治】　百日咳。

【方药】　青蛙草　肺经草　五皮草　地团花　六月寒兔儿风　蜂蜜

【用法】　用量斟酌病情使用。药煎沸后，用药水兑蜂蜜服。

【出处】　蒋国山（《成都市中医验方秘方集》第一集）。

【主治】　百日咳。

【方药】　炙百部（去皮）二钱　炙冬花二钱　炙紫菀二钱
麦门冬二钱　川贝母一钱五分（去心打细二次，冲服）　甘草一钱五分

【用法】　水煎。分二次服。

【出处】　恩施县（《湖北验方集锦》第一集）。

【主治】　百日咳。

【方药】　忍冬藤二钱　白芍四钱　荒蔚子四钱　瞿麦四钱
茅根四钱　大黄一钱　龙胆草一钱　黄芩一钱　玄明粉八分

【用法】　水煎。分三次内服。

【出处】　恩施县（《湖北验方集锦》第一集）。

【主治】　百日咳。

【方药】　百部根一钱　麦门冬八分　川贝母八分　款冬花
五分　天冬五分　桑皮一钱　代赭石一钱

【用法】　水煎。每日三次，内服。

【出处】　恩施县（《湖北验方集锦》第一集）。

【主治】　百日咳。

【方药】　麻黄八分　杏仁一钱　茅根三钱　南星四分　川贝
母一钱　橘红一钱　天冬一钱半　甘草五分　炙百部七分　川黄连
七分　桑白皮一钱　前胡一钱　清半夏七分　瓜蒌仁一钱半　葶苈
子七分　石膏一钱半　黄芩一钱

【制法】 上药加水半斤，煎至三两，每剂可煎二次，共煎至六两。

【用法】 每岁每次三钱，按年龄递增，每岁增加三钱，超过五岁以上者，每次一两五钱至二两，每天二三次。

【出处】 恩施专（《湖北验方集锦》第一集）。

【主治】 百日咳。

【方药】 蜜炙麻黄二分　杏仁　旋覆花　紫菀　麦冬　白前各二钱　川贝　橘红　竹沥半夏各一钱半　炙甘草六分

【用法】 水煎服。

【出处】 陈梦松（《浙江中医秘方验方集》第一辑）。

【主治】 百日咳，连声顿咳，咳出痰涎及鲜血。

【方药】 大生地　女贞子各四钱　百合　天冬　麦冬　知母各一钱半　百部　茜草炭　旱莲草各二钱　黄柏一钱　鲜茅根一两

【用法】 水煎服。

【提示】 本方出血期服用，效果最好。

【加减】 潮热，加生龟板三钱，淡菜五钱。

【出处】 叶蔼青（《浙江中医秘方验方集》第一辑）。

【主治】 百日咳，咳嗽如鹭鸶，面红耳赤，痰唾不休者。

【方药】 排风藤　五皮风　马蹄草　兔儿风　麻黄　北细辛　天冬　黄芩　杏仁　贝母　生桑皮　款冬花各等分

【用法】 用细火煎浓汁，加蜂蜜收膏。每次用开水冲1~2汤匙，每日服二次。

【出处】 重庆市第一中医院陈枢燮（《四川省中医秘方验方》）。

【主治】 百日咳。

【方药】 百部　丹参　麦冬　沙参　桑白　车前　贝母　元参　薄荷

【用法】 水煎服。

【提示】 用量据年龄、病情临时决定。

【出处】 岳阳中医但旭昉（《湖南省中医单方验方》第二辑）。

【主治】 小儿顿嗽。

【症状】 阵发性咳嗽，咳时连声不断，涕泪交流，面红痉挛，大小便失禁。

【方药】 桂枝三钱　麻黄三钱　干姜三钱　细辛三钱　五味子四钱　杭芍四钱　法夏四钱　茯苓五钱　米壳二钱　生草二钱　生姜三片　大枣五个引

【用法】 水煎服。

【提示】 本方小儿用剂量过大，临床酌减，如麻黄、细辛用数分即可。

【治验】 罗芬、马满囤均四岁，住运城东街院门前。症见顿咳甚剧，大小便失禁，并有鼻衄，体温38℃，脉象疾数，每分钟一百二十次。曾肌注链霉素数支未愈，服上方三付告痊愈。

【出处】 运城刘安顺（《山西省中医验方秘方汇集》第三辑）。

【主治】 百日咳。

【取穴】 尺泽、曲池、合谷、内关、鱼际、大渊。

【手法】 用轻刺激手法。

【治验】 李某，女，4岁，患百日咳二十余日，咳则呕吐，曾服合霉素二星期无效。改用针刺治疗一次，当晚即咳、吐停止。

【出处】 南昌市第一医院（《锦方实验录》）。

三、小儿哮喘

小儿哮喘是小儿常见的一种肺部疾患，主要表现为反复发作的咳嗽、喘鸣和呼吸困难。

哮喘不仅严重影响患儿的学习、生活及活动，也影响儿童的生长发育，需要坚持治疗。

【主治】　小儿哮喘。

【方药】　麻柳树花

【用法】　炖猪蹄服。

【提示】　麻柳树花有消散风热作用，猪蹄润燥补虚，故可用治哮喘。

【出处】　张澄庵（《成都市中医验方秘方集》第一集）。

【主治】　小儿哮症，咳而气不甚喘，喉间有水声。

【方药】　丝瓜络

【用法】　烧灰存性研末，枣肉为丸，姜汤送下。

【出处】　青田县戴薪斋（《浙江中医秘方验方集》第一辑）。

【主治】 小儿喘吼，无热度，不甚咳嗽。

【方药】 片竹黄二分　陈胆星二分　广郁金二分

【用法】 上药研细末，蜜糖调服。

【出处】 陆行周（《中医验方交流集》）。

【主治】 小儿肺热，面红、气喘。

【方药】 朱砂五钱　沙参五钱　煅寒水石五钱　石膏三钱

【用法】 共为细末。一至三岁小儿每服二至三分，三至六岁每服四至五分，白糖水送下，每日二至三次。

【出处】 镇赉县敖显廷（《吉林省中医验方秘方汇编》第三辑）。

【主治】 小儿哮喘。

【方药】 梨树寄生三两　北辛三钱　小地瓜藤（草药）二两　红透骨消（草药）二两

【用法】 炖五花猪肉，服汤。

【出处】 威远县中医研究组（《四川省中医秘方验方》）。

【主治】 小儿气喘急，微热，便秘。

【方药】 煨黑丑一钱　煨白丑一钱　生军二钱　葶苈子五分

【用法】 上药研细末，开水调服。

【出处】 陆行周（《中医验方交流集》）。

【主治】 小儿喘嗽。

【方药】 川连　生地　木通　竹叶　甘草各等分

【用法】　水煎服，分三次用。

【出处】　德惠县杨逢春（《吉林省中医验方秘方汇编》第三辑）。

【主治】　小儿喘咳。

【方药】　陈皮五分　半夏一钱半　云苓一钱　天麻八分　胆星五分　牙皂五分　僵蚕五分

【用法】　水煎服。

【出处】　王保忠（《河南省中医秘方验方汇编》）。

【主治】　小儿哮喘，症见咳嗽气促，喉间哮鸣明显，甚则呼吸困难，喘憋，烦躁不得卧，双肺布满哮鸣音，咽红、口干、小便短赤、大便秘结，舌质红苔黄等。

【方药】　苏子　地龙　前胡　川芎各五钱　苦参　麻黄各一钱半　射干　黄芩　白鲜皮　刘寄奴各三钱

【用法】　每二日服一剂，水煎2次，煎出液总量约300毫升（5岁量），每日3次，每次温服50毫升。

【加减】　若喘甚，重用苏子，加马兜铃；哮甚者，重用地龙；痰盛者，加瓜蒌皮、葶苈子、胆南星；久哮多瘀，则加用桃仁；喘憋，伴便秘轻者加用莱菔子，稍重者加枳实，干结者加番泻叶。

【出处】　王烈（《湖北验方集锦》第一辑）。

【主治】　扁桃体炎及小儿气管炎性哮喘。

【方药】　银花三钱　桔梗三钱　元参三钱　寸冬三钱　豆根三钱　黄芩四钱　射干三钱　大海三钱　甘草二钱（旧制）

【用法】 水煎服，如小儿用量可酌情减之。

【治验】 在临床上治过很多病例，青霉素注射无效或有效但不显著者，服本方皆效。

【出处】 邹向安（《吉林省中医验方秘方汇编》第三辑）。

【主治】 咳嗽气喘，咳时面红耳热，大汗如雨。

【方药】 桑叶二钱　沙参二钱　生地二钱　知母二钱　黄芩二钱　麦冬二钱　瓜蒌霜二钱　桔梗二钱　百部二钱　石斛二钱　浙贝一钱半　光杏一钱半　甘草一钱　竹茹一团

【用法】 煎服，每日一剂。

【加减】 如痰中带血去麦冬、石斛、桔梗，加白芍、丹皮、黑栀。

【出处】 嘉禾县行廊区小湖乡中医雷瑞新（《湖南省中医单方验方》第二辑）。

附：小儿喉鸣

【主治】 小儿痰火郁结，喉鸣辘辘。

【方药】 保赤散：巴豆霜一两　去油净天竺黄四两　陈胆星三钱　寿三梅五分　阳春砂一钱

【用法】 上药研细末，每次服极少量，且只可服一至二次。

【出处】 强文岩（《中医验方交流集》）。

四、小儿支气管炎

支气管炎是指支气管黏膜及其周围组织的慢性非特异性炎症，通常是由感冒等病毒性感染引起的并发症，也可能由细菌感染所致，是小儿常见的一种急性上呼吸道感染。

【主治】 小儿支气管炎。

【方药】 白萝卜二两　鸭梨二两

【用法】 上两味切碎，加水一碗煮熟，加适量冰糖食用。一日二次，连用三天。

【提示】 本方可以清热化痰，故对于咳痰较多的支气管炎最为适宜。

【出处】 张文俊（《四川省中医秘方验方汇编》）。

【主治】 小儿支气管炎。

【方药】 炙麻黄一至二钱　川贝母三至三钱半　大黄（后下）二至三钱　生石膏五至六钱　桔梗　杏仁　炙枇杷叶各三钱　炙甘草二钱

【用法】 水煎服，每日1剂，分3~5次服之。

【加减】 痰稠，加海浮石、生蛤壳；咽痒，加苏叶；咽干，加麦冬；纳呆，加焦三仙。

【提示】 方中用大黄，不以大便干结为依据，而作为一种宣畅肺气的治疗方法多数患儿服药后，大便每日 3～4 次，停药后即可恢复正常，无须顾忌。

【出处】 江志新（《福建省中医验方》）。

【主治】 小儿急性支气管炎。

【方药】 芦根 瓜蒌各四钱 桑叶 黄芩 桔梗二钱 前胡 杏仁各一钱五分 贝母半钱 羚羊角粉（冲）五厘至一分

【用法】 每日一剂，分 3～4 次温服；或年长儿一次顿服。

【加减】 大便秘结者，加大黄五分至一钱；痰多者，可加服竹沥水。

【提示】 本方亦可治疗小儿风热感冒咳嗽，百日咳及小儿肺炎（以咳嗽为主症）。

【出处】 林永华（《十万金方》第十三辑）。

【主治】 小儿急性支气管炎，辨证属肺热喘咳者。

【方药】 麻黄二钱 杏仁三钱 生石膏（先煎）十三钱 虎杖三钱半 金银花三钱 大青叶 柴胡 黄芩各三一钱半 鱼腥草三钱 青蒿 贯众各三钱半 草河车四钱 地龙 僵蚕各三钱 野菊花三钱半 甘草二钱

【用法】 每日一剂，水煎服，一日服 2 次。或制成合剂备用。小儿用量据年龄及病情轻重酌定。

【提示】 本方亦可治疗小儿肺炎。

【出处】 周线同（《重庆市中医验方秘方集》）。

【主治】 小儿急性支气管炎。

【方药】 荆芥 苏子 莱菔子各一至二钱 杏仁一至一钱半 前胡一至二钱 黄芩 百部各一至三钱 陈皮一至三钱

【用法】 水煎服，每日一剂，分 3~5 次温服。病重者日服 1 剂半。

【加减】 热盛舌红，加山栀、连翘；喘甚，去荆芥，加麻黄、射干；呕吐腹泻，去苏子，莱菔子，加葛根、半夏。

【治验】 用本方治疗 40 例，痊愈 27 例，好转 9 例，无效 4 例，服药时间最短 1 天半，最长 9 天。

【出处】 叶文贞（《上海市中医验方荟萃》）。

【主治】 小儿慢性支气管炎（阴虚型慢性咳嗽）。

【方药】 南北沙参各三钱 法半夏二钱 天冬 麦冬各三钱 杏仁 麻黄 川朴各二钱 桔梗二钱

【用法】 水煎服，每日 1 剂，日服 3 次。

【加减】 神疲乏力，加太子参三钱半；久咳不止无痰者，加罂粟壳、枣仁各三钱。

【提示】 方中罂粟壳，对非久咳无痰者不用，其用量也应根据年龄、体质、病情有所增减。

【出处】 陈德才（《黑龙江省中医验方汇编》）。

【主治】 小儿痉挛性支气管炎、喘息性慢性支气管炎。

【方药】 石菖蒲三分 川僵蚕一钱 北杏仁 牛蒡子 鱼腥草各四钱 马勃 甘草各一钱 赤芍三钱

【用法】 水煎服，每日一剂，日服 2 次。

【加减】 热重，酌加紫花地丁、半枝莲、大青叶、连翘、金银花；气虚，加党参、远志、陈皮；痰多，加冬瓜仁，橘红。

【提示】 本方亦可治疗小儿肺炎。

【出处】 秦大河（《河南省中医秘方验方汇编》）。

【主治】 小儿喘息性支气管炎。

【方药】 银翘散 桑杏汤 麻杏石甘汤加减

【提示】 服药五天左右即愈。

【出处】 中医研究院（《中医名方汇编》）。

五、马脾风（暴喘）

马脾风是中医病名，又名风喉、暴喘，为小儿"暴喘而胀满"的危重证候。主要症状为胸高气壅，肺胀喘满，两胁抬动，鼻翼扇动，大小便秘，神气闷乱。

本病多因胸膈积热、心火凌肺、痰热壅盛所致。

【主治】 小儿马脾风，咳嗽气紧，哮喘大作，唇青黑，作抽风状，自出冷汗。

【方药】 麻黄八分 杏仁二钱 石膏三钱 射干二钱 紫菀二钱（炙） 法夏二钱 甘草八分 桑叶三皮

【用法】 用水煎服。

【出处】 温江县李召南（《四川省医方采风录》第一辑）。

【主治】 马脾风。

【方药】 速效散：北细辛 猪牙皂各三钱五分 朱砂二钱五分 木香 陈皮 桔梗 贯众 薄荷 防风 制半夏 甘草各二钱 枯矾一钱五分 白芷一钱

【用法】 共研细末，每服一钱，开水送下。

【治验】　余某某，男，3岁，太安乡低田村人，先患伤风未愈，继食荤腥，引起马脾风。症见呼吸迫促，口唇发绀，喉中痰鸣。急以开窍，豁痰为主，用"速效散"投之，逐渐平复。

按："速效散"本治痧症，余同志运用治疗马脾风，是取其开窍豁痰之功。

【出处】　余干县卫生院余昌言（《锦方实验录》）。

【主治】　小儿卒患胸高气喘，声如拉锯，鼻扇头汗，又名马脾风。

【方药】　猪苓二钱　泽泻二钱　云苓二钱　桑白三钱　广皮一钱半　枳实二钱　光杏二钱　葶苈一钱　白芥子二钱　苏子二钱　生牡蛎七钱

【用法】　水煎服，一剂轻、二剂愈。

【治验】　自己历年用本方治疗此症，确是屡试屡验。

【出处】　湘潭中医汤炳光、宁乡县中医汤志云（《湖南省中医单方验方》第二辑）。

六、小儿肺炎

　　肺炎是婴幼儿的常见呼吸道疾病，我国北方地区以冬春季多见。主要表现为：发热、咳嗽、呼吸急促、呼吸困难，以及肺部啰音等。

【主治】　小儿肺炎。

【方药】　麻黄三钱　杏仁五钱　苏子五钱　葶苈子六钱

【用法】　上药共研细，加枣泥为丸，重一钱。两岁以下小儿，日3次，每次1丸；3岁以上小儿每次1~2丸，梨汤送下。

【提示】　本方亦可治疗小儿喘息型气管炎。

【出处】　袁崇光（《重庆市中医秘验方选》）。

【主治】　小儿肺炎喘嗽，或音哑。

【方药】　川贝母三钱　生石膏二钱　朱砂一钱　牛黄三厘　血琥珀三厘　梅片六厘

【用法】　共为细面。每岁服一分五厘，一日2~3次，饭后白水送下。

【出处】　姚晶莹（《黑龙江省中医秘方验方汇编》）。

【主治】　小儿肺炎，以及哮喘性支气管炎发作期。

【方药】　金银花五钱　鱼腥草五钱　连翘二钱　炙麻黄一钱半　白果二钱　甘草二钱

【用法】　水煎，多次服，每日1~2剂。

【出处】　于幼梅（《陕西省中医秘方验方汇编》）。

【主治】　小儿肺炎，肺热壅盛者。

【方药】　银花三钱　连翘三钱　大青叶五钱　人参一钱半　杏仁一钱半　麻黄一钱半

【用法】　水煎服，日三次。

【出处】　许恒志（《天津市中医经验方汇编》）。

【主治】　小儿肺炎，内热外寒型。

【方药】　麻黄　栀子　大黄　甘草各一钱　杏仁　黄芩　桔梗　葶苈子各一钱半　生石膏三钱

【用法】　本方剂量适用于三岁以下患儿。头煎加水150毫升，武火煎煮15分钟，过滤取汁后，加水100毫升再煎。分二次饭后凉服。

【提示】　本方亦可治疗小儿咳喘、气管炎，属内热外寒型。

【出处】　郭维一（《河南省中医秘方验方汇编》）。

【主治】　小儿肺炎。

【方药】　银花二至四钱　连翘二至四钱　麻黄一至二钱　杏仁一钱　石膏五至六钱　甘草一钱

【用法】　石膏生用，打碎，先煎20分钟；诸药浸泡水中，然后用武火急煎，沸后 7~10 分钟即可。日煎两次，总量 150~200 毫升，频频口服。

【提示】 发热表实用生麻黄，无热咳喘用炙麻黄。

【出处】 陆进献（《湖北验方汇编》）。

【主治】 小儿肺炎。

【方药】 芦根 瓜蒌各四钱 桑叶 黄芩 桔梗二钱 前胡 杏仁各一钱半 贝母半钱 羚羊角粉（冲）五厘至一分

【用法】 每日一剂，分 3~4 次温服；或年长儿一次顿服。

【加减】 大便秘结者，加大黄半钱至一钱；痰多者，可加服竹沥水。

【提示】 本方亦可治疗小儿风热感冒咳嗽，百日咳及小儿急性支气管炎。

【出处】 林永华（《十万金方》第十三辑）。

【主治】 小儿肺炎。

【方药】 苦参八钱 诃子八钱 青木香五钱 地丁五钱 白沙参五钱 山奈三钱 莲子五钱 栀子五钱 钩藤五钱

【用法】 研成粉末过 60 目筛，混匀。小孩 1 周岁用三分，2~5 周岁用五分，6~9 周岁用一钱，10~15 周岁用一钱三分，每日 2~3 次，用冷水煮沸后服用。

【出处】 吴井昌（《四川省中医验方秘方精编》）。

【主治】 小儿肺炎发热。

【方药】 生石膏三至八钱 知母二至四钱 青蒿三至五钱 甘草一至一钱半

【用法】　石膏生用、打碎，先煎 20 分钟。余药浸泡清水中，再用武火急煎，沸后控制在 10 分钟以内，以免青蒿有效成分挥发。日煎两次，频频口服。

【提示】　根据病情轻重及患儿大小增减剂量。

【出处】　陆进献（《湖北验方汇编》）。

【主治】　小儿肺炎，发热、咳嗽、喘急、舌苔黄、指纹红紫在气关者。

【方药】　炙麻黄六分　炙杏仁一钱　生石膏一钱三分　青黛三分　银杏六分　象贝六分　银花一钱　苏子六分　甘草三分

【用法】　水煎服。

【提示】　本方剂量适用于 1 岁左右小儿。半岁或 2 岁以上者，方药剂量可以酌情减增。

【出处】　李德俭（《吉林省中医验方汇编》）。

【主治】　小儿肺炎。症见高热，喉中痰鸣，咳逆喘急，胸满腹胀，痰壅泛吐，舌苔白腻，脉象弦滑等。

【方药】　黄连三分（或马尾连一钱代）　黄芩三钱　干姜三分　半夏一钱　枳壳一钱半　川郁金一钱半　莱菔子一钱

【用法】　水煎，每日两次，口报。幼儿可一、二煎混合浓缩至 50 毫升，每日分 5 次服用，每次 10 毫升。

【出处】　成都市 1975 年中医学术经验交流会《资料选编》（内部资料）。

【主治】　小儿肺炎。

【方药】　黄连　朱砂　雄黄　天竺黄　牛黄　白芷

硼砂　羚羊角粉各四分　天麻　橘红　胆星　枳壳　琥珀　玄参各三钱　冰片二分

【用法】　上药共研极细末，分装，每包重六分。6个月以下者每次服 1/6 包；6个月~1岁者 1/4 包，2~5岁者 1/2 包，5岁以上者每次服 1 包。每日 3 次，温开水送服。

【提示】　本方疗效甚佳，但方中贵重药品甚多，除非特殊情况，一般较少用之。

【出处】　曹元奎（《云南省中医经验献方汇编》）。

【主治】　小儿肺炎。

【方药】　生麻黄五分　生石膏五钱　金银花　连翘　杏仁各三钱　炒葶苈子　天竺黄　瓜蒌皮　元参各二钱　生甘草一钱

【用法】　水煎服、每日 1 剂，日服 3 次。

【出处】　马莲湘（《福建省中医验方》）。

【主治】　小儿肺炎。

【方药】　金银花一钱半至三钱　荆芥　薄荷　黄芩　陈皮　枳壳　桔梗　前胡各一至三钱　鱼腥草　白茅根各一钱半至六钱　甘草一至二钱

【用法】　水煎服，每日 1 剂，分 3~4 次服。

【加减】　发热重者，加生石膏、知母；咳嗽痰多，加桑白皮、杏仁、贝母；喘促重，加地龙、苏子；腹胀消化不良者，加炒莱菔子；大便秘结者，加大黄、瓜蒌；咽喉肿痛，加山豆根、牛蒡子。

【出处】　何天有（《四川省中医秘方汇集》）。

【主治】 小儿肺炎。

【方药】 金银花 鱼腥草各一钱半至三钱 连翘 百部 桔梗 紫菀 蚤休 橘红各一钱半至三钱 杏仁 车前子各一至三钱 薄荷 甘草各一至二钱半

【用法】 水煎服，每日1剂，分4次服。

【加减】 咳嗽痰多，加莱菔子；喘促重，酌减紫菀，加地龙、麻黄、蝉衣；腹满不食，消化不良，加神曲、麦芽；大便稀溏，加焦白术，茯苓；便结溲黄，加大黄。

【出处】 王香菊（《福建省中医验方》）。

【主治】 小儿肺炎初期或中期。

【方药】 前胡 杏仁 桑叶 知母 麦冬 黄芩 金银花 甘草 (剂量可随证酌用)

【用法】 水煎服，每日1剂，日服2次。

【加减】 喘嗽痰中带血，加藕节。

【出处】 郑侨（《河南省中医秘方验方汇编》）。

【主治】 小儿肺炎高烧。

【方药】 荆芥二钱 薄荷二钱 黄芩三钱 连翘三钱 银花三钱 板蓝根三钱 白头翁三钱 前胡二钱 桔梗二钱 川贝母(捣碎) 三钱 生石膏三钱 知母三钱 粳米五钱 甘草八分 炙桑皮三钱

【用法】 水煎20分钟，约50毫升药液，分少量作多次服，一般2~3小时服一次。一般服23剂，中病即止。

【提示】 本方剂量适用于3~5岁患儿，婴幼儿酌减。

【出处】 周天心（《陕西省中医秘方验方汇编》）。

【主治】 小儿肺炎低热（阴虚血热型）。

【方药】 银柴胡 青蒿 桑叶 丹皮 桑皮 地骨皮各三两 甘草三至六分 粳米五钱至一两

【用法】 水煎服，每日1剂，分3~4次服。

【提示】 本方对小儿肺炎、支气管炎、感冒等所致低热，亦有良效。

【出处】 沈舫钦（《河南省中医秘方验方汇编》）。

【主治】 小儿肺炎，咳嗽痰喘。

【方药】 麻黄一钱 炒杏仁二钱 生石膏三钱 黄芩二钱鱼腥草四钱 桔梗二钱 薄荷二钱 炒僵蚕二钱 甘草一钱三分 茶叶为引

【加减】 兼风寒喘急，加细辛三分，苏子二钱半；痰多，加天竺黄二钱，莱菔子二钱半；发热，加银花三钱，大青叶三钱；食滞，加山楂三钱，莱菔子三钱。

【用法】 本方剂量适用于3~5岁小儿。

【提示】 本方亦可治疗小儿气管炎。

【出处】 午雪峤（《河北省中医秘验方选集》）。

【主治】 小儿肺炎咳嗽。

【方药】 炙麻绒四钱 荆芥二钱 炙百部四钱 炙旋覆花五两 芦根十两 灵前胡四钱 橘络五两 黄连二钱 桔梗三钱山楂 神曲各三两 枳壳三钱

【用法】 每日1剂，先将上药用温开水浸泡15分钟，待药煎沸后，用文火再煎5~10分钟，滤药取汁，每日服4~5次。

【加减】 厌油者，去黄连，加紫苏；咳嗽痰黄，大便秘结者，去黄连，加黄芩、石膏；咽喉红肿，干咳不断，舌质红者，加射干，腊梅花、金银花、去枳壳；兼发疹者，去枳壳，加金银花，丹皮，蝉蜕，大青叶。

【禁忌】 服药期间，忌生冷油腻之品。

【出处】 王静安（《十万金方》第二辑）。

【主治】 小儿肺炎喘嗽。

【方药】 杏仁十钱 苏叶十钱 前胡十钱 桔梗十三钱 贝母十钱 桑白皮十钱 黄芩十钱 枳壳十钱 栀子六钱 板蓝根十五钱 莱菔子十钱 鱼腥草十五钱 陈皮十钱

【用法】 以上药物共为细末。3~5个月患儿每次六厘至一分；6~11月患儿每次一至二分；1~3岁患儿每次二至三分；4~7岁患儿每次三至五分；8~14岁患儿每次六分至一钱。1日3次。

【出处】 宋从有献方。

【主治】 小儿肺炎，属肺热喘咳者。

【方药】 麻黄二钱 杏仁三钱 生石膏（先煎）十三钱 虎杖五钱 金银花六钱 大青叶 柴胡 黄芩各五钱 鱼腥草六钱 青蒿 贯众各五钱 草河车四钱 地龙 僵蚕各三钱 野菊花五钱 甘草二钱

【用法】 每日一剂，水煎服，一日服2次；或制成合剂备用。

【提示】 本方亦可治疗小儿急性支气管炎。

【出处】 周线同（《重庆市中医验方秘方集》）。

【主治】 小儿病毒性肺炎。

【方药】 生石膏十钱 鱼腥草 双花各五钱 海蛤粉 北沙参 杏仁 前胡各三钱 川贝母 木蝴蝶 橘红各二钱

【用法】 水煎服，每日1剂，日服3次。

【提示】 凡肺炎属虚寒证禁用本方。

【出处】 马荫笃（《上海市中医验方荟萃》）。

【主治】 小儿病毒性肺炎。

【方药】 金银花 连翘 大青叶各五两 桔梗 生地 麦冬 甘草各二钱 车前子四钱 胆南星三分 玄参三钱

【用法】 水煎服。共煎两次，分4次服，每6小时服1次。1~1.5岁，每日服半剂；1.5~3岁，每日服1剂。

【出处】 蔡化理（《十万金方》第四辑）。

【主治】 小儿病毒性肺炎。

【方药】 鱼腥草 金银花各三钱 生石膏十钱 海蛤粉 北沙参 杏仁各三钱 木蝴蝶六分 川贝母 橘红各一钱 前胡三钱

【用法】 水煎服，每日1剂，日服4次。

【出处】 马荫笃（《山东省秘方献方精编》）。

【主治】 小儿迁延性肺炎，气虚明显者，症见咳声无力，面色㿠白，消瘦，神疲，四肢欠温，纳差便溏，低热，舌质淡，脉弱。

【方药】 ：白参二钱五分 紫菀三钱 桂枝八分 五味子二钱五分 杏仁二钱五分 砂仁一钱半 粟壳一钱半 乌梅一钱半 鱼

腥草三钱　白花蛇舌草二钱五分　甘草一钱半

　　【用法】　水煎服。每日一剂，加冰糖少许。

　　【出处】　王庆文（《十万金方》第一辑）。

　　【主治】　大叶性肺炎，小叶性肺炎，支气管炎，有高热者皆可用之。

　　【方药】　芦根二两　苡仁一两　冬瓜仁八钱　竹黄精四钱　川贝母　桑白皮各三钱

　　【用法】　水煎服，每日1剂，日服2次。

　　【提示】　有高热，加地龙、前胡各三钱；咳多湿重，加杏仁四钱，车前子三钱；痰多者，加瓜蒌皮四钱，菊花三钱。

　　【出处】　高钟秀（《河南省中医秘方验方汇编》）。

　　【主治】　小儿重型肺炎。

　　【方药】　麻黄　杏仁　石膏　红花　红参　麦冬　五味子　菖蒲　葶苈子　甘草（剂量可视年龄病情酌定）

　　【用法】　水煎服，1剂，日服2次。

　　【提示】　本方为治疗小儿重型肺炎之经验方。

　　【出处】　黄任华（《浙江省中医经验方汇编》）。

　　【主治】　小儿迁延性肺炎（咳喘），症见面色㿠白、出汗、纳呆、咳嗽、舌淡，苔薄白。

　　【方药】　党参　白术　茯苓　麦冬各三钱　黄芪　丹参各五钱　甘草　赤芍各二钱

　　【用法】　水煎服，每日1剂，少量频服。

【提示】 同时配用中药外熨方（白芥子，香附子，莱菔子，葶苈子各十钱，食盐五两，生姜适量，混合炒热）外熨背部，1 日 2 次，每次熨 10~15 分钟。

【出处】 张淑仙（《四川省中医秘方验方汇编》）。

【主治】 各型小儿肺炎，尤以痰热型肺炎更为适用。

【方药】 钩藤　天竺黄各三钱　全蝎一钱　僵蚕　莱菔子各三钱　大黄二钱　黄芩　车前子各三钱　麻黄一钱半　地龙干三钱　生石膏十钱　知母三钱　木通一钱

【用法】 水煎服，每日 1 剂，日服 2 次。

【加减】 发热较高，重用大黄，石膏；咳喘甚者，稍重用麻黄、地龙干。

【出处】 邓启沅（《四川省中医秘方汇集》）。

【主治】 肺炎。

【症状】 小儿高热，咳嗽气急，痰嘶鼻煽，右胁疼痛。

【方药】 酒射干一钱　白芥子七分　地骨皮五分　花粉二钱　炙马兜铃二钱　玉桔梗七分　丹皮一钱五分　生军（酒炒）七分　生紫菀一钱五分　桑白皮三钱　橘络一钱五分　川贝母一钱

【用法】 上药煎服。

【提示】 上方服一剂，病减半；再剂可愈。三岁以下小儿则剂量减半。

【出处】 薛幼竹（《中医验方交流集》）。

七、小儿吐奶

　　吐奶是新生儿和婴儿很常见的现象，大多数情况下是生理性，主要与其胃部发育不成熟有关，此时胃呈水平位，胃的入口（贲门部分）比较松弛、关闭不紧，易被食物冲开，从而倒流回食管和口腔。如果婴儿生长良好，没有难受的表现，多考虑为生理性吐奶。

　　如果吐奶频繁、量大，小儿体重不增，或同时伴有腹胀、腹泻、发热等症状，要考虑是否为病理性吐奶，如胃食管反流、感染、幽门痉挛等。

【主治】 吐乳。

【方药】 糖一钱

【用法】 烧黑，用水煎，内服。

【出处】 西宁铁路医院苏云（《中医验方汇编》）。

【主治】 吐乳。

【方药】 吴萸末四分

【用法】 用鸡蛋清调和，涂足心，用布包之。

【出处】 西宁铁路医院李晶莹（《中医验方汇编》）。

【主治】　初生小儿受凉，呕吐乳汁。

【方药】　生姜一大块

【制法】　将生姜切成薄片，每片放食盐少许，以线麻缠之，外用草纸包，以文火烧存性。

【用法】　只取姜片，用清水煎服，一次用一至二片。

【出处】　远安县（《湖北验方集锦》第一集）。

【主治】　吐乳。

【方药】　石燕二钱

【制法】　研末，和白蜜调。

【用法】　涂口唇上，渐渐吮之，即止。

【出处】　大冶县（《湖北验方集锦》第一集）。

【主治】　小儿吐乳。

【方药】　小米二十一粒

【制法】　焙焦用。

【用法】　乳汁半酒盅，开水半酒盅，煎至五分钟，服之止吐。

【出处】　张专涿鹿县岑效儒（《十万金方》第二辑）。

【主治】　小儿吐乳，属于胃寒者。

【方药】　荜茇一个（火内炮）

【用法】　用母乳汁煎黄，干燥研末，以少许开水冲服。

【出处】　澧县中医许哲夫（《湖南省中医单方验方》第二辑）。

【主治】 小儿吐乳。

【方药】 丁香　蔻仁各等分

【制法】 打面，和人乳蒸。

【用法】 内服。

【出处】 唐荣生（《中医采风录》第一集）。

【主治】 吐乳不止。

【方药】 公丁香五分　广陈皮一钱

【制法】 共为细面，用适量的奶水拌匀，入饭锅蒸熟。

【用法】 一日服三次，服时按患儿大小可以适当地加减剂量。

【禁忌】 忌食生冷。

【治验】 黄土壤边义小儿患此病，用本方治好。

【出处】 赤城县米深（《十万金方》第二辑）。

【主治】 吐乳。

【方药】 乳汁一杯　姜汁少许

【制法】 熬成老黄色。

【用法】 每次服一酒杯。

【出处】 鄂城县（《湖北验方集锦》第一集）。

【主治】 吐乳。

【方药】 肉蔻一粒　大枣一枚　生姜二片

【制法】 大枣去核，将肉蔻纳入，外用生姜夹住大枣，再用粗纸包数层，水浸湿，置火中煨熟，取出捣烂，加竹茹一团共煎。

【用法】　内服。

【出处】　大冶县（《湖北验方集锦》第一集）。

【主治】　吐乳。

【方药】　生姜片一片　竹茹一钱　大枣一枚

【制法】　大枣去核，将生姜、竹茹放入，又用黄泥包枣，火烧存性，然后去泥，水煎。

【用法】　内服。

【出处】　建始县（《湖北验方集锦》第一集）。

【主治】　吐乳。

【方药】　麦芽三钱　陈皮三钱　公丁香三分

【制法】　水煎。

【用法】　内服。

【出处】　沔阳县（《湖北验方集锦》第一集）。

【主治】　吐乳。

【方药】　白豆蔻七粒　缩砂仁七粒　炙甘草五分

【用法】　微火焙焦，研细末。搽于口内，徐徐咽下。

【出处】　鄂城县（《湖北验方集锦》第一集）。

【主治】　小儿吐乳。

【方药】　白豆蔻七粒　砂仁七粒　甘草二钱

【制法】　上药共为细末。

【用法】　白水或乳汁送下。

【出处】　尚义县邓寿亭（《十万金方》第二辑）。

【主治】 小儿呕乳。

【方药】 大枣一枚　生姜一坨　公丁香三粒

【用法】 公丁香研成末，将枣核取出放入公丁香末中，再将生姜挖一孔，纳入红枣，用湿纸包裹煨熟，煎服。

【出处】 桂阳县中医罗定礼（《湖南省中医单方验方》第一辑）。

【主治】 小儿吐乳。

【方药】 高粱梗五钱　陈皮一钱半　糯米二十七粒

【用法】 水煎频服。

【出处】 郴县中医（《湖南省中医单方验方》第二辑）。

【主治】 小儿吐乳。

【方药】 白蔻　砂仁　生草　炙草各等分

【用法】 研细末，撒患儿舌上即可。

【出处】 李新英（《大荔县中医验方采风录》）。

【主治】 吐乳。

【方药】 白蔻七个　砂仁七个　生草一钱　炙草一钱　共研末。

【用法】 每服二至三分，开水冲下。

【出处】 黎振亚（《大荔县中医验方采风录》）。

【主治】 小儿吐乳。

【方药】 生甘草二两　炙甘草二两　砂仁七十粒　白蔻七十粒

【用法】　共为细面，按患儿大小服药，白水送下。

【出处】　农安县陈国良（《吉林省中医验方秘方汇编》第三辑）。

【主治】　小儿吐乳。

【方药】　厚朴一钱　丁香五分　砂壳五分　焦白术一钱

【制法】　共研细末，再用鲫鱼一条去净肠杂，将药装入鱼腹内蒸熟。

【用法】　分三次食。

【加减】　口流涎水者，去丁香。

【出处】　蓬安县中医学会（《四川省医方采风录》第一辑）。

【主治】　吐乳

【方药】　莲子心二钱　香附三钱　吴茱萸五分　公丁香七分

【用法】　研末少许，抹上母乳乳头，哺乳时使之顺而吞下。

【出处】　长泰县卫星公社（《采风录》第一集）。

【主治】　吐乳。

【方药】　苏叶三分　桔梗二分　陈皮一钱　建曲二分　细茶叶一钱三分　生姜芽二分

【制法】　乳水各半煎。

【用法】　内服。

【出处】　大冶县（《湖北验方集锦》第一集）。

【主治】 小儿呕乳。

【方药】 草果八分 甘草一钱 藿香三分 砂仁三分

【用法】 加乳汁蒸，分服。

【出处】 郑县中医朱桂芬（《湖南省中医单方验方》第一辑）。

【主治】 经常吐乳。

【方药】 橘红 半夏 茯苓 白蔻 藿香 干姜 炙甘草 木香

【用法】 水煎温服。

【提示】 剂量按小儿年龄酌定。

【出处】 熊长焱（《中医验方汇编》）。

【主治】 初生儿（一至二月）吐乳不化，身体瘦弱。

【方药】 人参 藿香 广木香 公丁香 沉香 陈皮 神曲 麦芽 茯苓 扁豆 半夏 甘草各等分

【用法】 水煎服。一次煎出，每日七八次加白水服。分量可依小儿情况酌情加减。

【出处】 阳泉市葛玉溪（《山西省中医验方秘方汇集》第二辑）。

附：小儿不吃奶

【主治】 初生小儿不吃乳。

【方药】 川黄连四分

【制法】 水煎。

【用法】 用棉花浸药水滴口内。

【出处】 秦忠（《河南省中医秘方验方汇编》）。

【主治】 小儿不食乳。

【方药】 葱一根

【用法】 将葱煎汤，同乳汁灌之。

【加减】 有心热者，用黄连五分，煎汤灌之有效。

【出处】 临县薛国兴（《山西省中医验方秘方汇集》第三辑）。

八、小儿呕吐

呕吐指食道和胃内容物从口和鼻涌出，是小儿常见的一种病症。呕吐可以是独立的症状，也可是原发病的伴随症状。如果只是单纯把吃进去的过多生、冷食物甚至腐败有毒物吐出来，是机体的一种保护功能。所以，遇到小儿呕吐不要惊慌，先观察病情，及时就诊。

【主治】 小儿呕吐。

【方药】 生姜三片　灶心土少许

【制法】 小米泔水煎。

【用法】 内服。

【出处】 新乡刘文炳（《河南省中医秘方验方汇编》续一）。

【主治】 小儿呕吐。

【方药】 生姜三钱　檀木一钱

【制法】 研面，用黄泥包裹，置火内烧红，待冷细研。

【用法】 （连泥）兑白糖开水，分数次内服。

【出处】 刘芳品（《中医采风录》第一集）。

【主治】　小儿呕吐，腹泻。

【方药】　艾叶五钱　食盐八钱

【制法】　将艾制成薄饼，贴脐上，再把盐炒热放艾上。

【用法】　温熨。

【出处】　熊海荣（《中医采风录》第一集）。

【主治】　专治小儿热性呕吐。

【方药】　绿豆粉二两　鸡子清二个

【制法】　上药二味调合，使适当稠浓。

【用法】　敷于足心，外用绷带缠之，一日一换。

【治验】　本方很有效果。

【出处】　康保县处长地村申明久（《十万金方》第二
辑）。

【主治】　小儿呕吐不止。

【方药】　灶内红土（以烧柴之灶内经烧红色者佳）一两　青盐五分

【用法】　用开水冲化澄清后服之。

【出处】　阳原县梁兴汗（《十万金方》第二辑）。

【主治】　小儿呕吐。

【方药】　蜂蜜　火麻仁（炒研）不拘量　伏龙肝一块

【制法】　水煎。

【用法】　内服。

【出处】　新乡李天昌（《河南省中医秘方验方汇编》续
一）。

【主治】 小儿腹泻

【方药】 焦术　生草　焦楂各等分

【用法】 共研为末，日服三次，每次二钱。

【出处】 阳城李智（《山西省中医验方秘方汇集》第三辑）。

【主治】 小儿呕吐。

【方药】 砂仁七只　红曲七只　包粟花一两

【用法】 将上药共研为细末，开水送服。

【出处】 江西崇义傅仙胜（《中医名方汇编》）。

【主治】 小儿呕吐。

【方药】 朱砂一钱　白蔻一钱　黄连一钱

【用法】 共为细面，一岁服一分，乳汁送下。

【出处】 荆兆柱（《吉林省中医验方秘方汇编》第三辑）。

【主治】 小儿呕吐，发热不止。

【方药】 鲜紫苏叶一两　燕子窝泥　菖蒲各二两

【用法】 上药捣烂炒热，敷肚脐上，约三十分钟。

【出处】 郴县中医（《湖南省中医单方验方》第二辑）。

【主治】 小儿胃热呕吐。

【方药】 竹茹三钱　生白芍三钱　川楝子二钱　生赭石五钱

【制法】 水煎服。

【用法】 一日二次，二日服完。

【出处】 张专赵家梁乡郝佐邦（《十万金方》第二辑）。

【主治】 小儿呕吐。

【方药】 鹅见肠草　雀雀菜　黄花艾尖　生姜汁

【用法】 用水煎服。

【加减】 热天，加青蒿尖。

【出处】 新繁县卫协会（《四川省医方采风录》第一辑）。

【主治】 小儿呕吐。

【方药】 寒水石　石膏　片砂　冰糖各等分

【用法】 共为细末，每服三分，冷水送下。

【出处】 怀德县郑殿丰（《吉林省中医验方秘方汇编》第三辑）。

【主治】 小儿脾虚，呕吐不食。

【方药】 火香一钱半　陈皮一钱　云苓一钱半　白术一钱半　厚朴二钱　砂仁二钱　清夏一钱　木香一钱

【用法】 水煎服，灶心土引。

【出处】 庞各庄乡医院韩全仲（《祁州中医验方集锦》第一辑）。

【主治】 小儿伤食吐泻。

【方药】 炒苍术　半夏　砂仁　川朴　枳实　陈皮　焦三仙　生草各等分

【用量】 依儿童年龄酌量增减。

【用法】 水煎服。

【出处】 阳城贾信善（《山西省中医验方秘方汇集》第三辑）。

【**主治**】 小儿胃寒呕吐。

【**方药**】 木香一钱 白术一钱 丁香五分 砂仁五分 陈皮一钱二分 厚朴一钱 良姜五分 生姜六片

【**制法**】 水煎。

【**用法**】 分三次服用。

【**出处**】 孝感专署（《湖北验方集锦》第一集）。

九、小儿便秘

小儿便秘指排便次数明显减少，大便干燥、坚硬，排便困难；或虽有便意而排不出大便。常伴有腹胀、腹痛，食欲不振。

【主治】 初生小儿，二便不通，腹胀欲死。
【方药】 枳壳一钱　甘草一钱
【制法】 水煎。
【用法】 内服。
【出处】 沔阳县（《湖北验方集锦》第一集）。

【主治】 小儿腹满便秘，肚现青筋。
【方药】 二丑（炒）一钱　花大白一钱　西熟军一钱
【制法】 水煎浓汁。
【用法】 徐徐内服。
【出处】 沔阳县（《湖北验方集锦》第一集）。

【主治】 小儿习惯性便秘。
【方药】 钩藤　茯苓各三钱　化红二钱　伏龙肝三钱　甘

草一钱

【用法】 水煎服，每日一剂，日服2次或频服。

【加减】 实热便秘，加青黛、瓜蒌；脾胃虚弱，加建曲、焦山楂；便秘日久不愈，加麦冬、茅根。

【提示】 本方经临床屡用，疗效颇佳。

【出处】 王鹏飞（《河南省中医秘方验方汇编》）。

【主治】 小儿便秘，伴有口舌生疮，面赤身热，尿黄。

【方药】 生地三钱　木通一钱三分　生草一钱三分　竹叶二钱五分　连翘二钱五分　茯苓二钱五分　忍冬藤四钱　泽泻二钱五分　蒲公英三钱　大青叶三钱

【用法】 此为三岁患儿一日量。水煎口服。

【出处】 李一鸣（《十万金方》第六辑）。

【主治】 小儿便秘。

【方药】 火麻仁二十两　郁李仁二十两　枳壳十两　当归二十两　川厚朴五钱　黑芝麻二十两　熟军五钱　葛根三钱　元明粉五钱　焦三仙二十两　番泻叶十两　甘草三钱

【制法】 以上诸药，共为细末，炼蜜为丸，每丸三钱重。

【用法】 每次服一丸，每日服二次，空心白开水送。

【提示】 本方为经验效方，对于一切便秘均有良效。

【出处】 刘瑞堂（《上海市中医验方秘方经验集》）。

十、小儿痢疾

　　小儿痢疾多发于夏秋季，主要表现为腹痛、里急后重，排黏液或脓血便，是一种肠道传染病。中医认为，本病多因外受湿热疫毒之气，内伤饮食生冷，积滞于肠中所致。

【主治】　小儿红白痢疾。

【方药】　酸枣树根白皮

【制法】　晒干为细末。

【用法】　白痢用白糖为引，红痢用红糖为引。

【用量】　一至二岁每次服五分，早晚各服一次；三至五岁每次服八分，早晚各服一次；六至十岁每次一钱，每日早晚各服一次。水调服。

【出处】　赤城县郭宽（《十万金方》第六辑）。

【主治】　小儿噤口痢疾。

【方药】　苦果（即没食子）一个

【制法】　不见铁用布裹，捣碎，水煎。

【用法】　冷服。

【出处】　涿鹿县任韦林（《十万金方》第六辑）。

【主治】　小儿痢疾。

【方药】　苦瓜汁。

【制法】　取新鲜小苦瓜数条，洗净榨汁，去渣滤过即可服用。

【用法】　每日服一至二次。

【治验】　熊某某，男，10岁，每日解红白色黏液大便约六七次，经服苦瓜汁四次，痊愈。

【出处】　江西省荣誉军人疗养院肖大刚（《锦方实验录》）。

【主治】　小儿泄痢，腹胀如臌，里急后重症。

【方药】　黄蜡一两　巴豆霜三分

【制法】　将黄蜡化开，摊在净白布上，将巴豆霜放在黄蜡上，贴于肚脐，再以布带之。

【治验】　共计治愈十二名小孩泄痢症。

【出处】　康保县张林（《十万金方》第六辑）。

【主治】　小儿白痢。

【方药】　六一散　干姜面各五分

【用法】　分四次服，每日服二次。

【出处】　安国大呈委乡东呈召村牛芝玉（《祁州中医验方集锦》第一辑）。

【主治】　小孩红白痢疾。

【方药】　团粉面七钱　红糖五钱

【用法】　治红痢用团粉七钱，红糖三钱。治白痢用团粉三钱，红糖七钱。分十次服，白水送下。

【出处】　安国张乡村张子棠（《祁州中医验方集锦》第一辑）。

【主治】　痢疾。

【方药】　黄连一钱半　吴萸五分　杭芍一钱半

【用法】　黄连、吴萸同炒后去吴萸。赤痢用百草霜米汤煎服，白痢用乌梅汤米汤煎服。

【提示】　此为一岁幼儿剂量，一岁以下者酌减，一岁以上者酌加。

【出处】　周文轩（《中医验方汇编》）。

【主治】　小儿流行性红白痢疾。

【方药】　滑石粉六钱　粉草一钱　朱砂三分

【用法】　共为细末。红痢用白糖为引，白痢用红糖为引。

【出处】　安国红旗公社医院李德三（《祁州中医验方集锦》第一辑）。

【主治】　小儿痢疾。

【症状】　身热腹痛，里急后重。

【方药】　川黄连一两　川大黄五钱　炒二丑各三钱

【用法】　共研为末，面糊为中梧桐子大。每服五钱，日服三次。红痢用红糖水，白痢用白糖水，红白痢用红白糖各半的水送下。

【出处】　定襄梁子祥（《山西省中医验方秘方汇集》第三辑）。

【主治】 小儿疹后痢疾。

【方药】 炒银花四钱 炒川连一钱 炒胡莲一钱 诃子肉二钱 茅根炭三钱

【制法】 水煎服。

【用法】 日服三次。以上剂量适用于六七岁之小儿，其他宜按年龄大小决定用量。

【出处】 涿县杨振生（《十万金方》第六辑）。

【主治】 小儿痢疾，日久不愈者。

【方药】 川连八分 龙骨二钱 石脂二钱 姜朴二钱 阿胶一钱 甘草八分

【用法】 共为细面，米汤送下。量儿大小、病之轻重而酌情服用。

【出处】 涿县冯思承（《十万金方》第六辑）。

【主治】 泻痢。

【治法】 医者以一手揉儿脐部五十多次，再揉龟尾数十次，后从尾部推上背七节骨为补（治泻），推下为清（治痢）。又从手指侧推至虎口穴。

【提示】 本方止痢止泻，有卓效。

【出处】 雁北区中医进修班侯建勋（《山西省中医验方秘方汇集》第三辑）。

【主治】 赤白痢。

【方名】 除蛊丹。

【方药】 川朴一两 南楂一两 槟榔八钱 葛根二两 云连

五钱　黄芩一两　木香三钱　川庄二两

【制法】　共研细末，面灰糊锭，赭石为衣。

【用法】　凡未满一岁小儿，每日服半锭，分两次开水调服。一至二岁小儿日服一锭，三至五岁小儿日服两锭，六至十岁日服三锭。

【提示】　蛏者，陈积物也；除者，除清也。凡小儿内有食积湿热结聚于中，则称为陈积。此丹能治腹内一切陈积，故取名除蛏丹。

【出处】　邹梧生祖传（《崇仁县中医座谈录》第一辑）。

十一、小儿疝气

疝气是小儿最常见的疾病之一，主要包括腹股沟疝和脐疝两种。一岁以上的小儿腹股沟疝仍不能自愈，脐疝患儿如果年龄在 4 岁以上或脐环直径为 2~3cm 及以上者，应考虑手术。

【**主治**】 婴儿水疝（初生婴儿阴囊过大，光亮而肿或不甚肿）。

【**方药**】 桂圆肉一两

【**制法**】 水煎（分数次）。

【**用法**】 内服。

又方：老石灰为末，煎水洗之，或温敷即愈。

【**出处**】 商专杨振伯（《河南省中医秘方验方汇编》续二）。

【**主治**】 小儿睾丸肿大。

【**方药**】 蝉蜕一两

【**用法**】 水煎，温洗患处；葱地地龙屎醋调，涂患处。

【**出处**】 阳城史翰章（《山西省中医验方秘方汇集》第三辑）。

【主治】　婴儿脐出血，因啼哭所致，肚脐胀大。

【方药】　艾叶

【制法】　将艾叶烧灰，研细末。

【用法】　干敷脐上，用带包扎数日即消。

【出处】　商专孙国宝（《河南省中医秘方验方汇编》续二）。

【主治】　小儿疝气。

【方药】　野包谷（草药）

【制法】　去外壳，研细末。

【用法】　每日服一次，每次一钱，煮甜酒服。

【出处】　达县谭德钦（《四川省医方采风录》第一辑）。

【主治】　小儿偏坠。

【方药】　鸡蛋一个　胡椒七粒

【用法】　将蛋打一小孔，胡椒装入蒸熟，去胡椒，一次吃完。

【出处】　大仁关承弼（《山西省中医验方秘方汇集》第三辑）。

【主治】　小儿疝气。

【方药】　野兰乔根　香橼果根等分

【用法】　炖猪小肚子服。

【出处】　富顺县钟见明（《四川省医方采风录》第一辑）。

【主治】 小儿疝气疼痛，阴囊内缩。

【方药】 硫磺一至五钱 艾叶二钱

【制法及用法】 上药用白布包裹，放大曲酒内煮热，熨小腹疼痛处。

【提示】 本方温通散寒，对寒凝气滞之疝气疼痛，外熨有相当效果。

【出处】 喻治平（《成都市中医验方秘方集》第一集）。

【主治】 小儿疝气。

【方药】 乳香二钱 公丁二钱 柿蒂三个

【制法】 共研细末。

【用法】 用水吞服。

【出处】 奉节县李尧东（《四川省医方采风录》第一辑）。

【主治】 小儿疝气。

【方药】 青红树寄生四钱 拐枣五钱 苦楝子肉三个

【用法】 用水煎服。成人加酒兑服。

【出处】 渠县城关区联合诊所（《四川省医方采风录》第一辑）。

【主治】 小儿疝气。

【方药】 秋石一钱（另包） 槟榔一钱五分 黑附子一钱 木通八分

【用法】 水半碗煎三味，秋石分作二次冲服，隔四小时服一次。

【出处】　上杭县城关中西医联合诊所袁玉行（《福建省中医验方》第四集）。

【主治】　疝气。

【方药】　乳香三钱　没药三钱　木香一钱半　川楝子三钱

【用法】　水煎服。八九岁儿童每日一剂，分二次服；八岁以下者减半。

【出处】　西宁铁路医院（《中医验方汇编》）。

【主治】　小儿疝气。

【方药】　荔枝核二钱　海藻二钱　芦巴三钱　橘核三钱　全虫一钱

【用法】　水煎，兑甜酒服。

【出处】　岳池县杨寿全（《四川省医方采风录》第一辑）。

【主治】　小儿疝气。

【方药】　荔枝核三钱　橘核三钱　小茴四钱　降香三钱　升麻三钱　蔻仁一粒

【用法】　用水煎服。

【出处】　奉节县阳旭东（《四川省医方采风录》第一辑）。

【主治】　小儿疝气。

【方药】　橘核一钱　气柑核一钱　小茴香一钱　桂枝八分独活八分　香橼根适量

【用法】　用水煎服。

【出处】　金堂李明三（《四川省医方采风录》第一辑）。

【主治】 小儿疝气。

【方药】 青皮 苦楝子 没药 肉桂 枳壳 槟榔 茯苓 甘草 青木香 萝卜子各等分

【用法】 用水煎服。

【出处】 奉节县彭乔松（《四川省医方采风录》第一辑）。

【主治】 小儿疝气。

【方药】 洋参二钱 柴胡二钱 升麻三钱 黄芪四钱 贡术三钱 当归四钱 陈皮三钱 橘核三钱 小茴二钱 荔核三钱 台乌四钱 枳壳三钱 甘草一钱 马兰花三钱

【制法】 共为细末。

【用法】 用开水吞服，每日服三次。三至六岁者，一次服三钱；三岁以下者减半。

【禁忌】 感冒时忌服。

【出处】 大竹县王廷光（《四川省医方采风录》第一辑）。

【主治】 婴儿疝气。

【方药】 川楝子八分 香附八分 小茴香四分 炒荔枝核一钱 炒橘核一钱 砂仁三分 吴萸三分 丹藤（红藤）一钱 小青皮六分 蝉蜕七钱 甘草三分 马兰子八分

【用法】 水煎服，初起服3~5剂。若有三年狐疝，须服10剂。

【提示】 此方适治流肠疝气。

【出处】 江西东乡（《中医名方汇编》）。

十二、小儿发热

　　小儿的体温可以因性别、年龄、昼夜及季节变化、饮食、哭闹、气温以及衣被的厚薄等因素产生一定范围的波动。若体温稍有升高，并不一定是生病的表现。

　　发热过高或长期发热可影响机体各种调节功能，从而影响小儿的身体健康。因此，对确认发热的孩子，应积极查明原因，针对病因进行治疗。

【主治】　小儿内伤外感，发烧不退。

【方药】　鲜藿香叶梗—大握　黄糖—小块

【用法】　加水熬服。

【出处】　威远县中医研究组（《四川省中医秘方验方》）。

【主治】　小儿高热不退，甚至发生抽搐。

【方药】　千脚泥（即水缸旁地泥或井底泥）

【用法】　加冰片二三分和饼，敷胸腹。

【出处】　常德市中医廖仲颐（《湖南省中医单方验方》第二辑）。

【主治】　小儿心经热，高烧。

【方药】　鸡蛋清（去黄）　灶心土（研细）

【制法】　将鸡蛋清调灶心土，干稀适宜。

【用法】　贴于心窝，即可清醒退烧。

【出处】　建始县（《湖北验方集锦》第一集）。

【主治】　小儿发烧。

【方药】　生雄黄一两　生鸡蛋一个（去黄用蛋清）

【制法及用法】　用消过毒的顶好白布一方，摊鸡蛋清后，撒上雄黄，贴于小儿心窝，最多经过一点半钟时间，发烧即退。

【提示】　本方解热、拔毒、消痰、祛风，对小儿发烧欲作惊痫者，外用有效。

【出处】　谢治安（《成都市中医验方秘方集》第一集）。

【主治】　小儿高热不休。

【方药】　井内石螺和青苔

【用法】　捣烂敷脐周围，但不可敷脐中。

【出处】　靖县中医金炳禧（《湖南省中医单方验方》第二辑）。

【主治】　小儿发热。

【方药】　苏叶三钱　艾叶一钱

【用法】　上药共煮鸡蛋二个，俟熟去壳再煮，取出，劈为两边，去蛋黄，放银戒指一个于蛋内，合拢，用青葱一根缠住，外以绸布包裹，蘸药水烫熨五心，其热即退（取出戒指也呈蓝色)。

【出处】 湖南省立中医院副院长谭日强(《湖南省中医单方验方》第二辑)。

【主治】 小儿发热,腹泄、口干舌燥。

【方药】 生石膏　西滑石　车前子各三钱　灶心土如核桃大一块（为末）

【制法】 先以灶心土泡水内一小时去渣,以水煎药。

【用法】 内服。

【出处】 洛专关伯兴(《河南省中医秘方验方汇编》续一)。

【主治】 小儿高热不退。

【方药】 燕子窝泥　吊扬尘　栀仁炭　头发炭　千脚泥各等分

【用法】 用酒调成饼,敷于胸窝部。

【出处】 宁乡煤炭坝中医何菊坤(《湖南省中医单方验方》第二辑)。

【主治】 小儿暑温,高热抽搐直视。

【方药】 桑叶二钱　天竺黄二钱　地龙二钱　牛黄一分　犀角八分　元参二钱

【用法】 煎服。

【出处】 常宁县松柏中医李树荣(《湖南省中医单方验方》第二辑)。

【主治】 发热水泄，或手足厥冷，角弓反张。

【方名】 消焰丹。

【方药】 云苓一两 米仁一两 扁豆一两 葛根一两 知母一两 云连六钱 连翘两五钱 黄芩两五钱 栀子一两

【制法】 共研细末，面灰糊锭，青黛为衣。

【用法】 凡未满一岁小儿，每日服半锭，分两次开水调服。一至二岁小儿日服一锭，三至五岁小儿日服两锭，六至十岁日服三锭。

【提示】 焰者，火上焰也；消者，消灭也；此丹能退火凉肝，故取名消焰丹。

【出处】 邹梧生祖传（《崇仁县中医座谈录》第一辑）。

【主治】 发热恶寒口渴，吐泻交作，或单泻不吐，或单吐不泻。

【方药】 云苓二两 苍术一两 藿香一两 半夏一两 黄芩二两 广皮一两 佩兰八钱 泽泻八钱

【制法】 共研细末，洒水为丸，如绿豆大。

【用法】 未满一岁小儿，每天可吃五分，分两次开水调服，一至二岁小儿可服一钱，三至六岁可服一钱五分至两钱，七至十二岁小儿，可服三钱。

【出处】 邹梧生祖传（《崇仁县中医座谈录》第一辑）。

【主治】 小儿面黄饥瘦，时时作烧。

【方药】 白扁豆（炒） 芡实 山楂 麦芽 焦曲 山药 云苓 建曲 苡米各三钱

【制法】 共研细末，加入白面一斤，白糖四两，香油四两，与药和匀蒸饼，令小儿徐徐食之。

　　【用法】　令小儿徐徐食之。

　　【出处】　郭梦仙（《十万金方》第一辑）。

　　【主治】　小儿定时发热。

　　【方药】　白术一钱　黄芩一钱　苏叶三钱　神曲一钱　柴胡一钱　白芍三钱　寸冬三钱　当归一钱半　云苓一钱　山楂二钱　甘草五钱

　　【用法】　水煎服。

　　【加减】　冬加麻黄三分，夏加石膏一钱，春加青蒿一钱，秋加桔梗一钱。有食加枳壳一钱，有痰加白芥子一钱，呕吐加白蔻五分，泻加猪苓一钱半。

　　【出处】　东风公社医院张庄门诊部高兰芬（《祁州中医验方集锦》第一辑）。

　　【主治】　小儿身热，午后尤甚。

　　【方药】　五台参一钱　沙参一钱　元参一钱　鳖甲一钱半　柴胡三分　地骨皮六分　砂仁三分　甘草二分

　　【用法】　水煎服。

　　【治验】　本村刘某某之子，3岁，发热，下午尤甚，面黄肌瘦，精神不爽，已逾半年，经多人治疗不效。服此方六七剂后痊愈。

　　【出处】　固显张宝贤（《祁州中医验方集锦》第一辑）。

　　【主治】　小儿发热，不思饮食，腹内积块，经常腹疼。

　　【方药】　三棱　文术　当归　桃仁　甲清　皂角　栀

子　香附　元胡　透骨草　芒硝各五钱

【制法】　香油一斤，章丹七两，熬膏。

【用法】　摊贴患处。

【出处】　张卿村张子堂（《祁州中医验方集锦》第一辑）。

【主治】　专治六岁以下的小儿感冒发烧，头痛，身热，流鼻涕眼泪，四肢酸痛，哭啼不止。

【方药】　羌活七分　防风六分　橘红一钱　枳壳一钱　生地二钱　黄芩五分　山白芍二钱　菊花七分　蔓荆子五分　猪苓二钱　泽泻二钱　车前子一钱半　炙草四分　薄荷八分

【制法及用法】　水煎服。

【出处】　洪赵县范仰五（《山西省中医验方秘方汇集》第二辑）。

【主治】　小儿面赤身热。

【方药】　天麻一钱　荆芥一钱　升麻二分　防风一钱　连翘一钱　二花六分　条芩一钱　麦冬二钱　甘草一钱　大黄五分　前仁一钱

【制法】　水煎。

【用法】　内服。

【出处】　郧县（《湖北验方集锦》第一集）。

【主治】　小儿高烧面赤，四肢抽掣。

【方药】　栀子一钱　条芩一钱　龙胆草一钱　柴胡一钱　胆南星一钱　白芍二钱　双丁一钱　甘草五分　薄荷五钱

【制法】　水煎。

【用法】 内服。

【出处】 郧县（《湖北验方集锦》第一集）。

【主治】 小儿身热，舌上起白花点。

【方药】 黄连一钱 黄芩二钱 黄柏一钱 桔梗二钱 射干二钱 方茶一钱 建青黛五分 炒山枝五分 连翘一钱 甘草五分 水灯心 车前草

【制法】 水煎。

【用法】 内服。

【提示】 如热不退，再用吴萸一钱、香附二钱、蚯蚓合姜葱捶，敷涌泉穴（外用白螺壳烧灰，和冰硼散吹舌上）。

【出处】 建始县（《湖北验方集锦》第一集）。

【主治】 小儿面黄发热，肚腹胀痛，二便秘结。

【方药】 双钩藤一钱 荆芥八分 防风八分 蚕砂八分 虫蜕五个 酒黄连三分 苏叶八分 木通八分 茵陈八分 灯心三寸

【制法】 水煎。

【用法】 内服。

【出处】 建始县（《湖北验方集锦》第一集）。

附一：小儿脑膜炎

【主治】 小儿脑膜炎。

【方药】 羚羊角尖（研冲）五分 犀角（研冲）五分 青蒿一钱半 菊花三钱 生地二钱 生石膏三钱 龙胆草二钱

【用法】　水煎服。

【提示】　适病即止，不可过服。

【出处】　西宁铁路医院（《中医验方汇编》）。

【主治】　小儿乙型脑炎。

【方药】　银花二两　生石膏五钱　连翘三钱　生草三钱　知母四钱　全蝎一钱　粳米五钱

【用法】　水煎服。

【加减】　有脑症状者加菊花三钱，犀角二钱。

【出处】　阳城宋达贤（《山西省中医验方秘方汇集》第三辑）。

附二：初生小儿受风鼻塞

【主治】　小儿初生，天门受风，鼻孔不通。

【方药】　荞麦面　姜汁各若干

【制法】　用姜汁和荞麦面做成片。

【用法】　贴天门上。

【出处】　白静修（《河南省中医秘方验方汇编》）。

附三：小儿湿温

【主治】　小儿湿温。

【方药】　车前草三钱　西滑石三钱　毛根四钱　薄荷五分

木通五分　　百合三钱　　生姜三片引

【用法】　水煎服。

【出处】　顾子玉（《河南省中医秘方验方汇编》）。

附四：小儿疰夏

【主治】　小儿疰夏。

【方药】　仙鹤草五钱　　红枣七枚

【用法】　在夏至前后准备七服，每日一剂煎服，日二次。

【出处】　杭州市董浩（《浙江中医秘方验方集》第一辑）。

附五：发热抽搐

【主治】　发热抽搐。

【方药】　细叶柳树枝尖（约二寸长）七至十一根　　葱白一大个　米酒糟一两　　生姜一钱

【用法】　柳树枝尖去心及粗皮，合葱、姜、酒糟共捣，炒热（不用铁器）。先以棉布贴患儿囟门，将药敷上，敷至二十至三十分钟，抽搐即止。

【出处】　衡阳县人民医院刘俊（《湖南省中医单方验方》第二辑）。

十三、惊风（惊厥、抽风）

　　惊风是小儿常见的一种急重病证，以出现抽搐、昏迷为主要表现，又称为"惊厥"，俗名"抽风"。任何季节均可发生，一般以1~5岁小儿多见，且年龄越小，发病率越高。

【主治】　小儿各种惊风抽搐。

【方药】　蝈蝈一个

【制法】　焙干为末。

【用法】　黄酒送下。

【治验】　献方者于十七年内，以此方治愈抽风患儿三十名。

【出处】　沽源县胡义莲（《十万金方》第一辑）。

【主治】　惊风。

【方药】　明矾一丸

【用法】　明矾给母鸡孵、孵至蛋出雏，取明矾在新瓦上煅研末。一至三岁服二分，四至六岁服三分，母乳冲服。

【提示】　本方只供医生临床参考之用。

【出处】　张敬忠（《采风录》第一集）。

【**主治**】 惊风。

【**方药**】 蛇不见草（惊风草）

【**用法**】 用整株加冰糖炖服，日服二三次。五岁以下服五钱，五岁至十岁服八钱。

【**出处**】 福州市升平社十四号王习芦、宁德县第九联合诊所黄农（《福建省中医验方》第四集）。

【**主治**】 惊风。

【**方药**】 咸酸草（又名梅花草、酢浆草、黄瓜草）五钱

【**用法**】 加白颈蚯蚓五至六条，共捣烂冲开水服。

【**出处**】 邵武县沿山区古山衔傅荣祥等（《福建省中医验方》第四集）。

【**主治**】 惊风。

【**方药**】 整株臭草五至八钱

【**用法**】 炖服，每日二次。

【**出处**】 龙溪县东山区石尾安然诊所张永清、福州市升平社十四号王习芦（《福建省中医验方》第四集）。

【**主治**】 小儿惊风。

【**方药**】 猪尾血四滴

【**制法**】 开水凉温，将血化开。

【**用法**】 内服，使发汗即愈。

【**出处**】 濮阳刘德方（《河南省中医秘方验方汇编》续一）。

【主治】　小儿惊风。

【症状】　小儿抽搐，角弓反张，牙关紧闭，两目上视。

【方药】　虫蜕二钱

【用法】　研细末，每服一至二分，乳送下。连服七次有效

【出处】　雁北区中医进修班乔世诚（《山西省中医验方秘方汇集》第三辑）。

【主治】　小儿惊风。

【方药】　大鲤鱼牙齿二颗

【制法】　磨冷开水。

【用法】　内服。

【出处】　王心一（《中医采风录》第一集）。

【主治】　急惊风。

【方药】　青交草内虫三钱

【用法】　服上药水煎两次，先后分服，四小时服一次。

【出处】　李正人（《崇仁县中医座谈录》第一辑）。

【主治】　抽风。

【方药】　小孩脐带

【用法】　炕干，研末，掺入黄酒内服之。

【出处】　西宁铁路医院王萍（《中医验方汇编》）。

【主治】　预防惊风。

【方药】　鸡蛋一个

【用法】 小儿初生三日，用鸡蛋一个煮熟去壳，趁热在小儿背上、臀部以手心按鸡蛋滚揉，至小儿啼哭时止。少时，揉擦处有细毛，用钳摄去，可永不发生惊风。

【出处】 西宁铁路医院（《中医验方汇编》）。

【主治】 小儿急惊风。

【方药】 小蚯蚓（红色的）数条

【制法】 将蚯蚓用水洗净，放在瓦上焙干，研成细末。

【用法】 开水冲服，每次五分，连服数次。

【出处】 大冶县（《湖北验方集锦》第一集）。

【主治】 急惊风。

【方药】 白颈生地龙七尾

【用法】 水煎服。

【出处】 漳浦县湖西（《采风录》第一集）。

【主治】 小儿热邪侵脑，忽然昏迷不醒，状如脑炎痉厥。

【方药】 蛇蜕一味

【用法】 搓成枣核大两团，塞入两鼻孔中，立刻清醒。

【提示】 此外治法，甚效。

【出处】 僧慧林（《浙江中医秘方验方集》第一辑）。

【主治】 急惊抽搐。

【方药】 姜虫三钱

【用法】 炒枯研末，和面调敷脐上。

【出处】 宁乡县中医肖梅先（《湖南省中医单方验方》第一辑）。

【主治】 小儿急惊风。
【方药】 全蝎五分　朱砂二分
【用法】 共研细面，分二次服，薄荷汤送下。
【出处】 涿鹿县范文升（《十万金方》第一辑）。

【主治】 惊风。
【方药】 全虫一个　朱砂二钱
【制法】 研成细面。
【用法】 五岁小儿可一次服下，服后出汗即愈。年龄小则剂量可递减。
【出处】 获鹿县王勤生（《十万金方》第二辑）。

【主治】 急惊风。
【方名】 朱黄散（自创）
【方药】 朱砂四钱　京牛黄一钱
【制法】 共为细末。
【用法】 每次服一分至三分，和五风丹配合用更好。
【出处】 冀县姚超存（《十万金方》第二辑）。

【主治】 惊风。
【方药】 僵蚕七尾　全蝎三尾
【用法】 研末，乳调服。
【出处】 长泰县坂里徐兴洲（《采风录》第一集）。

【主治】 急惊风。

【方药】 松花蛇苦胆一个　白糖适量

【制法】 兑白开水。

【用法】 内服。

【出处】 唐明亮（《中医采风录》第一集）。

【主治】 惊风。

【方药】 全蝎四个　辰砂五分

【用法】 共研末。另薄荷五分，钩藤一钱，煎汤调服。

【出处】 龙溪县古县联合诊所曹穆民（《福建省中医验方》第四集）。

【主治】 急慢惊风。

【方药】 镜砂轻粉各等分　青蒿虫适量（青蒿虫在 7 月 15 日捕）

【制法】 共捣为丸，如高粱子大。

【用法】 每岁一粒，乳汁和服。

【提示】 慢惊有二种说法，可参看《医宗金鉴》小儿科惊风门，及《验方新编》惊风门。

【出处】 安阳龙子明（《河南省中医秘方验方汇编》续一）。

【主治】 小儿抽风。

【方药】 全蝎一个　蜈蚣一条

【用法】 全蝎去头尾，蜈蚣去头角，甘草煎汤送下。每天服四五次。

【出处】 阳城白晋元（《山西省中医验方秘方汇集》第

三辑）。

【主治】 慢惊风。

【方药】 燕子巢一个　鸭蛋适量（取白去黄）

【用法】 先将燕子巢捣烂，加入适量鸭蛋白同捣如泥，敷于肚脐上，用绷带固定，干则再换新药，连续二三次，其风自止。

【出处】 邹仲生（《崇仁县中医座谈录》第一辑）。

【主治】 惊风。

【方药】 佛金一小片　雪连五片

【用法】 水煎服。

【出处】 西宁上游公社医疗所李华如（《中医验方汇编》）。

【主治】 小儿发烧惊风。

【方药】 岩莲花五钱　麻黄二钱

【制法】 各药研成细末，混合为散剂。

【用法】 开水吞服。五岁以下，每次服用五分；五岁至十岁，每次服用一钱。

【出处】 胡玉森（《贵州民间方药集》增订本）。

【主治】 小儿慢惊风。

【方药】 虎耳草一钱　红禾麻尖七个

【制法】 共捣烂，加淘米水一小碗拌匀，榨取其汁。

【用法】 内服液汁，一次服完。

【出处】 杨济中（《贵州民间方药集》增订本）。

【主治】　惊风。

【方药】　青蒿上小虫七个　朱砂五分

【制法】　共研为细末。

【用法】　内服，乳汁送下。次日再服下方：天竺黄一钱明天麻八分　双钩藤一钱半

【出处】　商专张桂田（《河南省中医秘方验方汇编》续二）。

【主治】　小儿惊风，初起高热，鼻翼煽动。

【方药】　巴豆一粒　朱砂少许

【用法】　巴豆烤开去壳，捣烂，另用药棉一团（可塞入鼻孔一样大小），将巴豆油润入棉团上，再蘸朱砂少许，塞入患儿鼻孔，男左女右，待打嚏时拔去棉团（如不打嚏而有涕泪亦可拔去），约塞十余分钟即可。

【出处】　绍兴县车高贤（《浙江中医秘方验方集》第一辑）。

【主治】　小儿抽搐，不能服药者即用此方。

【方药】　栀子七个　生杏仁七个　飞罗面五钱

【制法】　二味药研面，与飞罗面用好酒调和，贴手足心。

【用法】　贴手足心，男左女右，即愈。

【出处】　无极县（《十万金方》第二辑）。

【主治】　小儿抽风。

【方药】　巴豆露五分　郁金一钱　雄黄一钱

【用法】　共为细末，每服五厘，白水送下。

【治验】　卓头村李姓，男，1 岁，发热抽风，用本方二剂痊愈。

【出处】　卓头王湘五（《祁州中医验方集锦》第一辑）。

【主治】　发热抽搐。

【方药】　生地龙三尾　马蹄金三钱　川贝一钱五分

【用法】　水煎服。

【出处】　海澄县方田社陈宗成（《采风录》第一集）。

【主治】　惊风。

【方药】　京蝉蜕（去头足）一钱　辰砂一钱　薄荷叶八分

【用法】　共研细末。分数次调开水送下。

【提示】　如患儿睡中惊醒，则临睡时服。

【出处】　华安县新圩联合诊所黄登高（《福建省中医验方》第四集）。

【主治】　惊风属热证，症见高热神昏，二目天吊，嘴唇发甜，气喘，喉中有痰。

【方药】　牛黄一分　珍珠一分　琥珀五分

【制法】　共为细末。

【用法】　每服二分，每日三次。犀角五分、薄荷一钱半，煎水冲服。

【出处】　濮阳徐希孟（《河南省中医秘方验方汇编》续一）。

【主治】　小儿发搐，喉中痰盛。

【方药】　广郁金一两　白矾三钱　牛黄三分

【制法】　共为细末。

【用法】　三岁小儿每服三分。视患儿年龄大小酌为增减之，开水送下。

【出处】　邓志林（《河南省中医秘方验方汇编》）。

【主治】　小儿慢惊风，祛寒。

【方药】　大风藤一钱　辰砂草一钱　阎王刺一钱

【制法】　加水一小碗，煎汤半碗。

【用法】　内服，一次服用。

【出处】　张登云（《贵州民间方药集》增订本）。

【主治】　预防小儿惊风。

【方药】　生甘草二分　朱砂一分　生大黄三分

【制法】　共为细末，用红糖二钱，以开水调和。

【用法】　此剂分六次服用。凡婴儿初生，在未吃乳之前，先服一剂，则永无惊风之患，又可预防麻疹。

【出处】　远安县（《湖北验方集锦》第一集）。

【主治】　急惊风。

【方药】　青礞石一钱　薄荷三钱　蜂糖一杯

【制法】　礞石煅后研细，薄荷煎汤。

【用法】　以上二味药与蜂糖冲服。

【出处】　竹溪县（《湖北验方集锦》第一集）。

【主治】 小儿惊风。

【方药】 僵蚕八分　茯神八分　防风八分

【制法】 水煎。

【用法】 内服。

【出处】 郧县（《湖北验方集锦》第一集）。

【主治】 小儿抽风。

【方药】 豆双一分　朱砂三分　寒水石三分

【用法】 共为细面，乳汁送下，每服一分。

【出处】 芦志清（《吉林省中医验方秘方汇编》第三辑）。

【主治】 抽风。

【方药】 白姜虫一个　净全蝎一个　川连一分

【用法】 共为细面，白水送下，小儿每服十分之一。

【出处】 （《吉林省中医验方秘方汇编》第三辑）。

【主治】 小儿急惊，四肢抽搐，角弓反张。

【方药】 大片砂一钱　大蜈蚣（焙）一条　清全蝎（焙，去肚）一个

【用法】 共为细末，白水送下。一周岁作五次用，二三岁作三次用。

【提示】 可根据小儿年龄酌情用量。

【出处】 通化市王延峰（《吉林省中医验方秘方汇编》第三辑）。

【主治】　小儿惊痫抽搐。

【方药】　全蝎　地龙　甘草_{各等分}

【用法】　共为细面，按患儿大小强弱，酌情服之。

【出处】　磐石县（《吉林省中医验方秘方汇编》第三辑）。

【主治】　急惊风。

【方药】　丁香_{一分}　乌梅肉_{三分}　朱砂_{二分}

【制法】　共为细末。

【用法】　每服一至二分。

【出处】　张英孚（《河南省中医秘方验方汇编》）。

【主治】　小儿急惊风，痉挛抽搐者。

【方药】　朱砂_{一钱}　轻粉_{五分}　青蒿节虫_{三十只}（青蒿节虫须在阴历七月上半月取之，过期虫即变蛾飞去）

【用法】　前二味，研成细末，再捣虫为丸如粟粒大。一岁一丸，用母乳调服。

【出处】　怀化县中医（《湖南省中医单方验方》第一辑）。

【主治】　小儿身惊抽搐，天吊，角弓反张，四肢拘挛，昏迷，直视瞳孔散大。

【方名】　清热止惊汤

【方药】　真犀角_{一钱}　钩藤_{一钱半}　僵蚕_{一钱}　薄荷叶_{一钱}

【制法】　水煎或锅内熬服。

【用法】　不拘时服用。

【治验】 旧堡乡牛家洼村乔某某，8岁，忽患身热昏迷，四肢抽搐，天吊，角弓反张，脉洪数。经医诊断，服此药一剂而愈。

【出处】 张专高庙堡乡宋煦（《十万金方》第一辑）。

【主治】 小儿急慢惊风。

【方药】 天虫二钱　蜈蚣两条　牛黄一分　朱砂五分

【制法】 共研细面。

【用法】 每次服一分或半分，白水送下。

【出处】 无极县（《十万金方》第二辑）。

【主治】 小儿惊风。

【方药】 南星　川乌各二钱半　大附子　广木香各二钱

【加减】 虚弱者，加丽参一钱半。

【用法】 此为10岁小儿用量，水煎服。

【出处】 平山赵振明（《十万金方》第二辑）。

【主治】 小儿抽风。

【方药】 大黄二分　粉草二分　朱砂一分　黑砂糖一钱半

【用法】 共为细末，以水调匀，二日服完。若小儿落生后即服之，可防止患惊风；如果生后五七日之间患惊风，服之亦有效。

【出处】 南张村解云卿（《祁州中医验方集锦》第一辑）。

【主治】　急惊风。

【方药】　朱砂—钱　天竺黄二钱　犀角—钱　银花三钱

【制法】　先将朱砂、天竺黄共为细末，犀角、银花煎汤。

【用法】　以煎药送服末药，一岁小儿每次服一分至分半，日服二次。

【出处】　陈留徐汉广（《河南省中医秘方验方汇编》续一）。

【主治】　急惊风。

【症状】　两目上吊，四肢痉挛，牙关紧闭，不省人事。

【方药】　丹砂—分　雪（即轻粉）七分　僵蚕七个　蜗三个。不论急慢惊风症，服时再配生母血（乳）

【用法】　研细末，以上分量，二岁强壮小儿，分三四日服完；体弱者酌减之。

【提示】　方中轻粉用时须经过中医诊断审查。

【出处】　沁源窦泰镜（《山西省中医验方秘方汇集》第三辑）。

【主治】　小儿高烧抽搐。

【方药】　生栀子　桃仁　杏仁　蝉蜕各十枚

【制法及用法】　研末和面粉，以大曲酒调成糊状，贴手足心。

【提示】　本方具有开发腠理、畅通阳气作用，故用以外治有效，能祛风退热。

【出处】　谢绍镕（《成都市中医验方秘方集》第一集）。

【主治】　慢惊风。

【方药】　前仁　黄柏　桃仁　栀子各等分

【用法】　碾面合鸡蛋清、小麦面，调成糊状，包手板心（男左女右）；在未包前先把手心灸三壮。

【出处】　吕尚信（《中医采风录》第一集）。

【主治】　小儿慢惊。

【方药】　逐寒荡惊汤：肉桂一钱　炮姜一钱　丁香一钱胡椒（打）十粒

【煎法与用法】　以灶心土煮水，澄清去渣，煎药服。

【治验】　①吴某某，女，2岁，1956年患吐泻，乍热乍冷，手中抽搐，神气不足。服上方二剂后吐止，诸症减轻。二诊用加味理中地黄汤：熟地二钱，枣皮一钱，当归二钱，枸杞一钱半，白术二钱，党参二钱，枣仁一钱，肉桂一钱，炮姜一钱，故纸二钱，绵芪一钱半，煨姜、红枣引，服二剂而愈。

②龙某某，女，3岁，久泻不止，身热不退，小便清长，昏睡露睛，瘦弱已极。经服以上二方，各服二剂，痊愈。

按：此案先以助阳救急，再以温补善后，步骤严谨。二方均见《福幼篇》。

【出处】　永新县烟阁联合诊所沈钟桂（《锦方实验录》）。

【主治】　慢惊风（虚寒呕吐）。

【方药】　古月一钱　炮姜一钱　肉桂一钱　丁香十粒

【用法】　共研细末，用灶心土煎水澄清去渣，调药温服，频频饮下，一二剂后，呕吐渐止，继服后方。

【又方】　结丐二钱　白术三钱　泡姜一钱　炙草一钱　当归二钱　熟地五钱　枣皮一钱　枣仁一钱　肉桂一钱　炙芪二钱　贡果二钱　故纸二钱　红枣三枚　生姜三片　胡桃二个

【用法】　用灶心土三两煎水澄清，取汁去渣，汁和诸药同煎，浓缩约一茶杯，再用附子五分，煎水掺入，量儿大小，分数次灌之。只服一剂，即去附子，改用丁香七粒，隔二三日复用附子二至三分。若小儿寒重至极者，附子可用一至二钱。此方实有起死回生之功。

【加减】　咳嗽不止者，加粟壳一钱，金婴子一钱；泄泻不止者，加丁香六分；高热不退者，加白芍一钱。

【出处】　陈静安（《崇仁县中医座谈录》第一辑）。

【主治】　惊风。

【方药】　五匹风三钱　全虫一个　僵虫一个　朱砂五分

【制法】　各药研成细末，混合为散剂。

【用法】　开水吞服，每次五分。

【出处】　王名珍（《贵州民间方药集》增订本）。

【主治】　小儿抽搐危殆之候。

【方药】　僵蚕七条　天竺黄二钱　钩藤一钱五　川贝一钱五

【制法】　水煎。

【用法】　内服。

【出处】　大冶县（《湖北验方集锦》第一集）。

【主治】 小儿热厥，四肢逆冷，龁齿弄舌，舌焦唇燥，两目瞪视，口噤头摇，手足搐搦，角弓反张，脉沉伏或细数有力，指纹隐晦不彰，或头上出汗，小便赤涩等。

【方药】 连翘二钱　黄连六分　赤芍一钱　木通一钱

【制法】 水煎。

【用法】 内服。

【提示】 曾有二至三岁小孩 3 人，先后患上述症状，急投本方与服，有时兼用炒盐熨脐下。不多时手足渐温，微微汗出，下燥黑粪，而诸症悉除。治愈此类患儿达二十余例。

【出处】 大冶县（《湖北验方集锦》第一集）。

【主治】 急惊风。

【方药】 牙皂三钱　细辛三钱　冰片五分　羌活一钱

【制法】 共研细末。

【用法】 吹入喉咙上。

【出处】 建始县（《湖北验方集锦》第一集）。

【主治】 小儿惊风。

【方药】 蝎尾四十九个（去毒钩，用薄荷炒黄色）　天虫四十九个（薄荷炒黄色）　梅片一厘　台麝四厘

【用法】 共为细面。每服三至五分，雄鸡肝煎水送下。

【出处】 前郭旗高恩清（《吉林省中医验方秘方汇编》第三辑）。

【主治】 初生小儿抽风。

【方药】 姜虫五分　白芷三分　当归五分　甘草五分

【用法】 共为细面，用蜂蜜拌匀，外敷肚脐上。

【出处】 镇赉县修兴久（《吉林省中医验方秘方汇编》第三辑）。

【主治】 急惊风，痉挛、二目天吊。

【方药】 全虫（炒）八个　僵蚕七个　朱砂五分　薄荷霜少许

【制法】 共为细末。

【用法】 内服，开水送下。

【出处】 商专樊芬和（《河南省中医秘方验方汇编》续二）。

【主治】 急惊风

【方药】 明天麻三钱　川黄连一钱半　生石膏六钱　灯心六寸

【提示】 原方未载明用法及服用量，若作汤剂，量似嫌重，可酌情减量用。

【出处】 商专侯泽民（《河南省中医秘方验方汇编》续二）。

【主治】 发热抽搐。

【方药】 细叶柳树枝尖（约二寸长）七至十一根　葱白一大个　米酒糟一两　生姜一钱

【用法】 柳树枝尖去心及粗皮，合葱、姜、酒糟共捣，炒热（不用铁器）。先以棉布贴患儿囟门，将药敷上，敷至二十至三十分钟，抽搐即止。

【出处】 衡阳县人民医院刘俊（《湖南省中医单方验

方》第二辑）。

【主治】　初生小儿及周岁惊风、抽搐、吐沫。

【方药】　胆星　天虫　全虫各一钱　台麝　京牛黄各三厘

【制法】　共为细面。

【用法】　每次服一二厘，开水送下，或酌病情服用。

【出处】　无极县（《十万金方》第二辑）。

【主治】　急慢惊风。

【症状】　抽搐惊厥，角弓反张，意识不清。

【方药】　西牛黄五钱（冲服）　胆星二钱　明天麻二分　僵蚕三钱　麝香五厘（冲）

【禁忌】　响动之声。

【用法】　水煎服。

【出处】　榆次乔志仁（《山西省中医验方秘方汇集》第三辑）。

【主治】　预防惊风。

【方药】　珠儿参一钱　钩藤五分　僵蚕五分　甘草（炙）二钱

【用法】　水煎，小儿初生时服之。

【出处】　西宁上游公社医疗所李华如（《中医验方汇编》）。

【主治】　小儿慢惊，吐泻过久，脾胃虚寒，身冷，鼻孔煽动，面色青黄或白，口鼻中气冷，大小便清白，昏睡露睛，手脚抽掣，角弓反张，汗出如洗，或囟门下陷，身热，口唇焦裂出血，却不喜饮冷茶水，吐泄之物皆不甚消化。

【方药】　川椒一钱　炮姜一钱　丁香十粒　肉桂一钱　灶心土三两

【用法】　煎服。

【出处】　乐清县张联辉（《浙江中医秘方验方集》第一辑）。

【主治】　小儿急惊。

【症状】　五岁以下小儿抽风痉挛。

【方药】　三仙丹一分　梅片一分　全蝎三个　僵蚕三条　麝香五厘

【用法】　上药共研细末，蜜调封脐，用纱布盖好，二十四小时始可撤开。

【提示】　小儿贴药之后，能放屁通大便者，其症即愈。

【出处】　顾复初（《中医验方交流集》）。

【主治】　预防小儿惊风症。

【方药】　枯矾一钱五分　硼砂三钱　朱砂三钱　冰片四分

【制法】　共为细末，备用。

【用法】　小儿落地将脐带剪断，以药末撒入脐带内，再围布脐外拭之二三日，可使小儿永无风症。

【出处】　沽源县苏鲁滩新生农牧场（《十万金方》第二辑）。

【主治】 小儿惊风，风热咳嗽，鼻扇。

【方药】 炒全虫一两 南星一两 朱砂二钱 炒牛子一钱
巴豆双二钱半

【制法及用法】 共为细面，糯米糊为丸，绿豆大。每服
一二丸，至多不得超过三丸，白水或乳汁送下，服后泄水一
次而愈。屡试屡效，万无一失。

【出处】 解村赵树德（《祁州中医验方集锦》第一辑）。

【主治】 急惊风（高热、神昏、谵语、痉挛、抽搐、
头项强直、角弓反张，口吐涎沫、面部赤紫、牙关紧闭）。

【方药】 元寸一分 牛黄一分 朱砂五分 冰片一分 全虫
（去尾）一个 僵虫七个

【制法】 上药共研极细，另用香油炸艾叶，去艾叶用油
和药末，以黏稠为度备用。

【用法】 内服，用量按年龄酌情用之。病重不能服药
者，可涂病儿口内，每一小时涂一次。

【提示】 上方组成药物共六味，用量很少。三岁儿每服
一分即可。

【出处】 东明邢怀之（《河南省中医秘方验方汇编》续
一）。

【主治】 惊风。

【方药】 葱葫四个 生姜五片 蜂蜜适量 蛇皮五寸 土蜂
窠一块 麻油适量

【制法】 共捣末，和极细成丸。

【用法】 将丸放小儿手中握之，以出汗为度，将药取

下，手洗净。

【出处】 濮阳徐希孟（《河南省中医秘方验方汇编》续一）。

【主治】 小儿急惊风。

【方药】 黄连八分　全虫八分　钩藤一钱五分　僵蚕一钱五分　蝉蜕一钱　荆竹油半杯

【用法】 用水煎服。

【出处】 温江县卫协会（《四川省医方采风录》第一辑）。

【主治】 慢惊。

【方药】 泡参　白术　茯苓　陈皮　白附子各二钱　钩藤三钱

【制法】 水煎。

【用法】 内服。

【出处】 胡家旺（《中医采风录》第一集）。

【主治】 惊风，温毒。

【方药】 珍珠一粒　琥珀三分　犀角五分　朱砂三分　沉香二分　赤金五张（小儿量）

【制法】 共为细末，开水送下（分量依年龄大小增减）。

【出处】 商专赫长山（《河南省中医秘方验方汇编》续二）。

【主治】 惊风发烧，并治四六风痉挛。

【方药】 元寸一分 琥珀一分 赤金四张 黄连二钱 胡连二钱 朱砂一钱

【制法】 先将黄连、胡连共研成末过箩后，再加元寸等药研细，密贮备用。

【用法】 内服。不满月小儿，每服一分，重病二分；一岁以内者，每服二分至一钱。每日三次，重者增加服药次数。重病者夜服一次很效。

【出处】 固始代少元（《河南省中医秘方验方汇编》续二）。

【主治】 小儿急惊风初起，头项强，手足抽搐。

【方药】 紫金锭一钱 蝉衣八分 炒车前子一钱 龙胆草三分 大黄一钱 枳实八分

【用法】 先将紫金锭用温开水送服，以后每两小时将其他药煎汁，频频灌送。

【提示】 小儿发热抽风，急须请医诊治，本方供医院参考。

【出处】 杭州市董浩（《浙江中医秘方验方集》第一辑）。

【主治】 惊风属于风痰实证者，症见体温 39℃～40℃，喉部有痰鸣声，四肢抽搐，脉搏洪数，指纹红紫而粗，大便或溏或闭，小便短而带。

【方药】 钩苏半夏三钱 全蝎一钱 僵蚕一钱 栀子二钱半 蝉蜕五分 生大黄五分

【用法】 煎水顿服。若病情轻，只用钩苏半夏三钱，煎水分三次服，也有效。

【提示】 钩苏半夏的制法是：用鲜半夏一斤，温水浸半日，但须保持水的温度，浸泡后取出晾干，再用紫苏一斤，加水七斤，与半夏合煮，煮至水减为三分之一时，加入鲜钩藤二斤，共同煮干，只选出半夏，晾干贮藏。

钩苏半夏能治小儿因外感及内热痰壅引起的惊风病，但必须喉间有痰身热脉实，以及未发作时头项不强者方可使用。服后病人微微汗出，这时是药力已到的征兆，但汗出后须忌风，多喝开水。病愈后，还须服钩苏半夏一周，每日三次，每次一钱，三岁以下小儿减半。

【出处】 威远县中医研究组（《四川省中医秘方验方》）。

【主治】 小儿急慢惊风。

【方名】 金衣至宝丹

【方药】 白术一两 赤苓一两 青皮一两 山楂一两 广皮八钱 薄荷八钱 僵蚕八钱 紫朴八钱 天麻八钱 钩藤五钱 滑石两 泽泻一两 白附子五钱 川乌制五钱 神曲一两 冰片三分 明雄黄一两 朱砂两二钱 台麝四分 牛黄二分 甘草五钱

【制法】 共为细末，炼蜜为丸，每丸重五分，丸成长形，赤金为腰。

【用法】 一至三岁，每服半丸；三至五六岁，每服一丸，白水送下。

【出处】 龙关县李玺（《十万金方》第一辑）。

【主治】　小儿抽风。

【方名】　八仙双惊锭

【方药】　天麻　僵蚕　南星各二钱　蜈蚣一条　白附子一钱　防风一钱　朱砂一钱　全虫一钱　麝香三分

【制法】　大赤金为衣，炼蜜为五分丸。

【用法】　每服一丸，酌病情用之。

【出处】　涿鹿县郝瑞斋（《十万金方》第一辑）。

【主治】　头背受风及抽风等。

【方药】　南星二钱　半夏二钱　川乌二钱　白附子一钱半　郁金一钱五分　川芎一钱　僵蚕一钱半　全蝎二钱　天麻二钱　钩藤二钱半　独活三钱　防风一钱半　竺黄一钱半　薄荷二钱引

【制法】　水煎。

【用法】　频服用。

【出处】　张专涿鹿县杨隐之（《十万金方》第一辑）。

【主治】　小儿慢脾风，吐泻，手足发冷，昏睡，抽搐。

【方药】　力参五分　白术五分　土炒茯苓一钱　木香五分　全蝎（炙）二个　僵蚕一钱　黑附子一钱　天麻一钱　炙甘草一钱

【用法】　生姜一片、红枣一个、陈仓米一撮（炒）为引，水一茶盅半，煎剩半茶盅，一天分三次服完。轻者一二剂，重者三四剂即愈。

【出处】　赤城县何太常（《十万金方》第一辑）。

【主治】 小儿慢惊，四肢抽搐，两目直视，泻吐交作。

【方药】 台参二钱　白术（土炒）二钱　云苓二钱　炙草一钱　炮姜一钱　破故纸（炒）二钱　肉桂一钱半　杞子三钱　萸肉三钱　熟地四钱　枣仁（炒捣）三钱　黄芪二钱　白芍（炒）二钱　当归三钱　丁香五分　伏龙肝一块

【用法】 水煎服。

【出处】 宁晋县崔发财（《十万金方》第一辑）。

【主治】 小儿急慢惊风症，发高烧，惊瘛，四肢痉挛，天吊，角弓反张，口吐涎沫等。

【方药】 当归二钱　川芎　秦艽　钩藤各一钱半　天虫一钱　全蝎　明天麻　胆星　天竺黄　甘草各一钱

【制法】 水煎服。

【用法】 此为三四岁小儿的用量，宜酌病情服用。

【出处】 无极县（《十万金方》第二辑）。

【主治】 小儿急惊风之症，发热、昏迷、抽搐，以及咳嗽、重舌、口疮、天花、丹毒、身热无汗、自汗口渴、手足厥冷者。

【方名】 小儿五风丹（自创）

【方药】 地骨皮八钱　天花粉　钩藤各四钱　朱砂二钱　儿茶二钱　山药二钱　菖蒲二钱　天竺黄二钱　薄荷　全虫各一钱

【制法】 共为细末。

【用法】 已满一个月的小儿每次用二厘，三至五个月的用三厘，一二岁的小儿五厘。

【治验】 余创用本方三十余年来屡试屡效，兹以针灸配合。儿冀县三合庄人，六个月患昏迷发热吊眼，为之针百会、印堂、承浆等穴兼服五风丹，病得痊愈。

【出处】 冀县姚超存（《十万金方》第二辑）。

【主治】 小儿急惊风，惊痫抽搐、口噤、四肢痉挛高热。

【方名】 万金散（方出《圣惠方》）

【方药】 蜈蚣二条（去足炙） 丹砂一分 轻粉五厘 京牛黄二分 全蝎 南星各五分 钩藤一钱半 僵蚕二个 麝香五厘

【制法】 共为细末。

【用法】 不满一月之小儿每服一分，五月以上的可用三分，一岁以上可用五分，两岁以上可用七分（二小时服一次）。

【出处】 冀县李恩波（《十万金方》第二辑）。

【主治】 小儿抽风。

【方药】 去油巴豆十粒 南星二钱 半夏二钱 全虫一钱 朱砂五分 琥珀一钱 梅片五分

【用法】 共为细末，每服一分，白水送下。

【出处】 西徐纪从五（《祁州中医验方集锦》第一辑）。

【主治】 发热惊风。

【方药】 胆星一钱 半夏一钱 僵蚕八分 全蝎十尾 牛黄三分 天竺黄一钱 薄荷一钱 白附子一钱 麝香三分 天麻一钱 川贝一钱 熊胆五分

【用法】 共研末，每次服五分，开水冲服。

【出处】 南靖县卫星上峰庄逐实（《采风录》第一集）。

【主治】 惊风抽搐。

【方药】 茯神五分 蝉蜕五分 车前三分 白术三分 白菊三分 甘草七分 生姜三片 灯心五节

【用法】 水煎服。

【提示】 本方只供医生临床参考之用。

【出处】 海澄县方田社陈宗成（《采风录》第一集）。

【主治】 吐泻，发热，抽搐。

【方药】 洋参四分 茯苓八分 于术五分 川朴四分 公丁香三分 草果四分 青皮五分 半夏四分

【用法】 水煎服。

【提示】 本方只供医生临床参考之用。

【出处】 海澄县路边村甘言图（《采风录》第一集）。

【主治】 惊风。

【方药】 天麻 天竺黄 防风 雄精各一钱 胆星 全蝎 白附子 郁金各八分 茯神一钱五分 珍珠 麝香各一分

【用法】 共研末为丸。分二至三次，早上空腹服，开水送下，每天一次。

【出处】 武平县城厢中山联合诊所谢俊鉴（《福建省中医验方》第四集）。

【主治】 惊风。

【方药】 立止惊风丸。天麻一钱 白附一钱 全蝎一钱

乳香—钱　赭石—钱　僵蚕—钱　胆星—钱五分　麝香四厘　冰片六厘

【用法】　研为细末，和蜜为丸，金箔为衣如芡实大。一岁以内每服一丸，三岁以内服二丸，六岁以内服三丸，日三服，开水泡服。

【出处】　龙溪县龙溪专区医院包国材（《福建省中医验方》第四集）。

【主治】　小儿急惊风。

【方药】　大黄三钱　牛黄二分　僵蚕三钱　胆星二钱　元寸二分　梅片二分　朱砂—钱

【制法】　共为细末。

【用法】　每服三分，薄荷熬水冲。

【出处】　陈少明（《河南省中医秘方验方汇编》）。

【主治】　小儿急惊风，抽搐。

【方药】　天麻—钱　胆星—钱　天竺黄—钱　胆草三分　木通四分　钩藤五分　灯草四分　朱砂少许

【用法】　水煎服。

【出处】　杨宗武（《河南省中医秘方验方汇编》）。

【主治】　急惊风（体温40℃左右，脉频数，角弓反张，阵发痉挛，牙关紧闭）。

【方药】　菊花—两　胆草二钱　石决明二钱　归身二钱　怀牛膝三钱　生石膏—两　天竺黄二钱　杭芍二钱　犀角八分　薄荷—钱　甘草—钱（犀角为末，另服）

【制法】 水煎。

【用法】 内服。

【出处】 杞县郭明阳（《河南省中医秘方验方汇编》续一）。

【主治】 急惊风。

【方药】 川山甲三钱　全虫二钱　郁金三钱　雄黄二钱　巴豆四钱　蜈蚣一条　朱砂一钱

【制法】 上药共为细末。

【用法】 一岁以下每服二分，二岁服四分，以泄下为度，姜汤送下。

【提示】 巴豆没说去油，量似嫌重，用时减量试用。

【出处】 洛专程少宗（《河南省中医秘方验方汇编》续一）。

【主治】 急惊风，发热痰喘。

【方药】 全虫　僵虫　朱砂各四分　牛黄六厘　冰片　天麻　黄连各四分

【制法】 共为细末。

【用法】 姜汤或开水送下。

【出处】 洛专裴植生（《河南省中医秘方验方汇编》续一）。

【主治】 惊风（鼻煽，气粗，抽搐）。

【方药】 全虫一个　蜈蚣一条　薄荷叶一钱半　牛黄二分半夏一钱半　梅片五分　甘草一分　乌梅一个

【制法】 共为细末，一岁服一分，微汗愈。

【出处】 长垣李清峰（《河南省中医秘方验方汇编》续一）。

【主治】 急惊风。

【方药】 朱砂四分 琥珀一分 赤金四张 滑石二分 僵虫二分 胆星一分 蝎尾二个 川连一分 牛黄六厘 甘草六厘

【制法】 共为细末。

【用法】 一至五岁小儿，分三日服完，早晚各一次；一岁以下减半。

【出处】 清丰周奕卿（《河南省中医秘方验方汇编》续一）。

【主治】 惊风。

【方药】 胆星二分 琥珀一分 赤金二张 中吉三分 蝎尾一个 青粉少许 朱砂一分 僵虫三个

【制法】 共为细末。

【用法】 每次服二厘，一日三至五次。

【出处】 滑县宋从善（《河南省中医秘方验方汇编》续一）。

【主治】 急惊风。

【方药】 牛黄六厘 冰片一分 全虫八分 朱砂四分 黄连三分 胆星四分 天竺黄一分 赤金两张 甘草八分

【制法】 共为细末。

【用法】 一岁每服一分。

【出处】 安阳李书雨（《河南省中医秘方验方汇编》续一）。

【主治】 急惊风。

【方药】 牛黄一分　僵虫五分　全虫三分　竺黄二分　冰片三分　川连一钱　薄荷三分　天麻五分　朱砂五分

【制法】 共为细末。

【用法】 一岁儿每服二分。

【出处】 安阳孙殿卿（《河南省中医秘方验方汇编》续一）。

【主治】 急惊风，昏迷痉挛、自汗舌赤。

【方药】 蝉蜕（去足）二钱　西中吉四钱　僵虫二钱　广姜黄五分　天竺黄二钱　梅片五分　元寸一分　胆星二钱　牛黄一分

【制法】 共为细末，炼蜜为丸，镜砂为衣，丸如铜扣大。一岁以内，每日服二三次，每次一丸，大者酌加。初起用淡姜汤研化冲服；现神经症状，薄荷钩藤汤冲服。

【出处】 滑县郭瀛林（《河南省中医秘方验方汇编》续一）。

【主治】 小儿惊痫，角弓反张，意识不清，口吐痰涎。

【方药】 槟榔二两　大黄　党参　天竺黄　胆南星　僵蚕　全虫　明天麻各一钱

【制法及用法】 共研细面，加入红白糖各五钱，用水调和匀，蒸七次为丸，五分重。三至五岁小儿每服一丸，六至十岁每服二丸。

【出处】　大仁县韩士杰（《山西省中医验方秘方汇集》第二辑）。

【主治】　小儿抽搐。

【方药】　独活二钱　桑寄生二钱　当归三钱　川芎钱　怀牛膝三钱　全蝎一钱半　黄芪三钱　菖蒲二钱　犀角一钱　丝瓜络四钱　蜈蚣一条　秦艽二钱　桂枝一钱半　磁朱丸三钱

【用法】　水煎分服。

【出处】　山西省中医学校门诊部小儿科（《山西省中医验方秘方汇集》第三辑）。

【主治】　小儿脾虚抽风。

【方药】　生芪三钱　炒枣仁一钱半　党参一钱半　炒白术三钱　当归钱半（土炒）　白芍一钱　冬虫草一钱　附子五分　上元桂五分（去粗皮）　蔻米五分　炮姜五钱　法半夏一钱　橘红五分　降香三钱　炙草八分

【用法】　加核桃一个（打碎连皮煎），水煎温服。

【出处】　刘锦兴（《山西省中医验方秘方汇集》第三辑）。

【主治】　急惊风，角弓反张者。

【方药】　贝母　竺黄　胆星　白附子　防风　羌活　天麻　朱砂　僵蚕　全虫　钩藤各等分　寸香二分（兑服）

【制法】　水煎。

【用法】　内服。

【出处】　顾杏林（《中医采风录》第一集）。

【主治】　小儿急惊风。

【方药】　过路黄　五皮风　三皮风　绿豆肝　铁马鞭　瓜子草　金银花　豆藤各二钱（以上八味均系草药）

【用法】　水煎分服。

【出处】　唐明高（《中医采风录》第一集）。

【主治】　小儿急惊。

【方药】　天麻镇惊汤加银花、连翘各二钱

【制法】　水煎。

【用法】　内服。

【出处】　姚豁然（《中医采风录》第一集）。

【主治】　小儿急惊风，痰鸣气喘、手足抽掣者。

【方药】　云风二钱　桔梗二钱　枳壳一钱　虫蜕（去足翅）一钱　贝母一钱五分　薄荷一钱五分　甘草五分　南星三钱　僵虫（酒洗）一钱五分　明麻二钱

【制法】　水煎。

【用法】　内服。

【出处】　姚豁然（《中医采风录》第一集）。

【主治】　小儿高热痉挛。

【方药】　僵蚕　全虫各一钱　钩耳　牡蛎　杭菊各三钱　石斛三钱　石膏一两　黄连一钱　甘草一钱

【制法】　水煎。

【用法】　内服。

【出处】　蒋希贤（《中医采风录》第一集）。

【主治】 小儿慢惊风。

【方药】 明麻 附子 僵虫 干姜各一钱 钩耳一钱 胡椒 林下香 甘草各一分

【制法】 水煎。

【用法】 内服。

【出处】 蒋希贤（《中医采风录》第一集）。

【主治】 慢惊风。

【方药】 熟地 枣皮 颗杞 黄芪 当归 炮姜 白术 肉桂 生党 草蔻 生姜 炙大枣 桃肉 灶心土（用量按年龄病状酌定）

【制法】 水煎。

【用法】 内服，连服数剂，至愈为止。

【出处】 卿联升（《中医采风录》第一集）。

【主治】 急惊风。

【方药】 天竺黄一钱 胆南星一钱 小云连五分 九节蒲一钱 连轺壳一钱 制姜蚕七分 双钩藤一钱 正全蝎七分 焦黄芩一钱 北柴胡六分

【用法】 隔水炖两次，先后分服。服一二剂病不愈者，加羚角三分，当门子一分。

【出处】 邹梧生（《崇仁县中医座谈录》第一辑）。

【主治】 急惊风。

【方药】 竺黄一钱 远志五分 菖蒲三分 杏仁一钱半 蒌仁一钱半 全虫五分 僵蚕五分 皂角五分 胆草四分 西角三分

黄芩一钱　黄连五分

【用法】　隔水炖二小时，去渣，分二次温服。

【加减】　抽风不止者，加紫雪丹二至五分；大便秘结者，加礞石滚痰丸一钱；咽喉有痰者，加制南星钱半及安宫牛黄丸一粒；撮口者，加蜈蚣一条、羚羊角三分。

【出处】　陈静安（《崇仁县中医座谈录》第一辑）。

【主治】　急惊风，夜啼、发热、咳嗽。

【方药】　金不换：朱砂四分　全虫五分　胆南星四分　天麻四分　白僵蚕五分　黄连五分　赤佛金三片　金银花一钱半　粉甘草三分

【用法】　共研细末，冰糖水冲服，每日三至五分。

【提示】　此方对急惊风有效，对夜啼疗效更佳。

【出处】　西宁药材公司马涌泉（《中医验方汇编》）。

【主治】　惊风。

【方药】　白术三分　栀子三分　茯苓二钱　陈皮一分　甘草一分　半夏一分　白芍一钱　柴胡五分

【用法】　水煎服。

【出处】　西宁市卫协徐养臣（《中医验方汇编》）。

【主治】　急惊风，一切咳嗽痰喘。

【方药】　朱砂六分　全虫四分　僵蚕（炒）三分　天麻四分　胆星四分　黄连四分　粉草三分　蝉蜕（去头）十个　薄荷二分　金银花二分　赤金三片

【用法】　共研细末，每服三五分，白糖引，开水送服。

【出处】 西宁药材公司马涌泉（《中医验方汇编》）。

【主治】 小儿急惊风。

【方药】 大风藤三钱 阎王刺二钱 银花三钱 白菊一钱 阳雀花根二钱 荷叶二钱 尖经药二钱（如系女孩，则用等份团经药代）

【制法】 加水两小碗，煎汤一小碗。

【用法】 一日分两次服完。

【出处】 陈芳国（《贵州民间方药集》增订本）。

【主治】 小儿急惊风。

【方药】 前仁二钱 钩藤一钱 兔耳风一钱 黄芩一钱 半夏一钱 桔梗二钱 排风藤三钱 升麻一钱 胆草二钱 粉葛一钱

【制法】 加水两小碗，煎汤一小碗。

【用法】 一日分两次服完。

【出处】 郭玉珍（《贵州民间方药集》增订本）。

【主治】 惊风。

【方药】 钩藤二钱 茯神一钱五 石菖蒲一钱 天竺黄二钱 胆星一钱五 甘草五分 蝉蜕衣五分 远志八分

【制法】 水煎。

【用法】 内服，分二次服完。

【加减】 风甚四肢抽掣，加全蝎；痰甚，加川贝母；胸膈不利，加竹沥；热甚，加连翘、牛子或犀角尖。

【提示】 倘病势紧急，用抱龙丸一粒，分二次用开水溶化服，后服上药。此方治愈病例达二百余人。

【出处】 大冶县（《湖北验方集锦》第一集）。

【主治】 壮热、抽搐、神昏不语、牙关紧闭等症。

【方药】 钩藤一钱 蝉蜕衣一钱 天麻一钱五 丹皮二钱 甘草一钱 川贝一钱五 僵蚕一钱五 茯神一钱五 槟榔一钱五 竹沥一小杯（冲）

【制法】 水煎。

【用法】 内服。另用桃仁、杏仁、栀子捣烂，取鸡蛋清、面粉调，敷手足心。

【出处】 大冶县（《湖北验方集锦》第一集）。

【主治】 小儿抽风。

【方药】 薄荷一钱 天麻一钱 杭菊花一钱五 南星四分 全虫三个 姜虫一钱 钩藤二钱 竺黄一钱

【制法】 水煎。

【用法】 内服。

【出处】 黄陂县（《湖北验方集锦》第一集）。

【主治】 小儿急惊、慢惊。

【方药】 全虫三钱 姜虫三钱 全蜕一钱 竺黄二钱 朱砂二钱 银朱（火煅）二钱 豆双五分

【用法】 共为细面，白水送下，每服二分。

【提示】 银朱辛温有毒，其性燥烈，过服能使人龈烂筋挛，当慎重用之。

【出处】 通化县陈修源（《吉林省中医验方秘方汇编》第三辑）。

【主治】 小儿急惊风。

【方药】 天麻 天竺黄 天虫 连翘 双钩藤 石菖蒲 大力子 薄荷 郁金 蝉衣

【用法】 煎服。

【加减】 如患者不开声，以三棱针刺风府、大椎、合谷、印堂、少商等穴，并在印堂、太阳、合谷、颊车推拿，再用白痧散搐鼻以开窍取嚏。如痰实者再灌服琥珀抱龙丸一粒。

【提示】 此为宣氏家传秘方，合针灸、推拿则见效更速，内服药用量随症势轻重由医生酌定。因急惊症势危急，最好速即就医为妥。

【出处】 杭州市宣志泉（《浙江中医秘方验方集》第一辑）。

【主治】 小儿一切急惊风。

【方药】 酒炒全虫一两 天麻一两 山甲五钱 川乌五分 草乌五钱 柏子仁三钱 川黄连五钱 牛黄三钱 麝香七分 冰片五钱 朱砂五钱 天虫五钱

【制法及用法】 先将粗料共为细末，再研入细料，收贮备用，一个月小儿服三分，一岁者用五分，三岁用七分，五岁用一钱，白开水送下。

【提示】 本方治愈多人。

【出处】 献方人董家庄杨悦农（《祁州中医验方集锦》第一辑）。

【主治】　小儿惊风咳嗽，角弓反张。

【方药】　芦贝一钱　胆星一钱　全虫五分　天麻一钱　朱砂五分　钩藤一钱　僵虫一钱　琥珀三分　黄连一钱　赤金五张

【用法】　水煎薄荷汤送下，病重者可加牛黄少许。

【出处】　商专李嘉祥（《河南省中医秘方验方汇编》续二）。

【主治】　惊风（角弓反张，二目天吊，口吐涎沫）。

【方药】　大黄三钱　煅火硝二钱　金礞石二钱　海石二钱　川贝三钱　全虫一钱半　天竺黄三钱　僵蚕三钱　胆星二钱

【制法】　共为细末，炼蜜为丸，重一钱。

【用法】　一周岁每服一丸，不满一周岁服半丸，二三岁者每服两丸，竹叶、灯心煎水送下，屡效。

【出处】　商专冷洪勋（《河南省中医秘方验方汇编》续二）。

【主治】　惊风（发病急骤，四肢厥冷，少顷突发高热，抽搐阵发不断）。

【方药】　明天麻一钱　南星二钱　朱砂五分　浙贝母二钱　全蝎二钱　僵虫二钱　元寸一分　梅片四分

【制法】　共分细末。

【用法】　每服七厘，灯心、薄荷叶煎汤送下。

【出处】　宁陵韩明忠（《河南省中医秘方验方汇编》续二）。

【主治】　惊风抽搐，痰涎涌盛。

【方名】　惊风丹

【方药】　朱砂三钱　明雄黄三钱　枯矾五钱　全蝎四钱　天竺黄四钱　胆南星四钱　明天麻一两　钩藤一两　蝉蜕一两　黄连五钱　牙皂三钱　北细辛二钱　川贝母三钱　牛黄三钱　麝香一钱　熊胆一钱

【制法及用法】　共为细末，瓷瓶收贮，胆星、牛黄、麝香、熊胆末后入。一岁以上小儿每服五分，开水送下。

【加减】　便秘者加芒硝。

【提示】　本方主要作用为清热、化痰、开窍、搜邪，辅以镇惊缓痉之药，小儿急惊风而见高热痰盛者，可以使用。

【出处】　吴学周（《成都市中医验方秘方集》第一集）。

【主治】　小儿实热、便秘、急惊风、口舌生疮、肺炎痰嗽、胎毒等症。

【方药】　朱连散：朱砂五分　黄连八分　赤金四张　川大黄一钱　金礞石五分　胆南星五分　梅片三分

【用法】　各研细末，和匀，内服。

【提示】　按小儿年龄定量。

【出处】　西宁药材公司赵俊卿（《中医验方汇编》）。

【主治】　小儿急热惊风。

【方药】　川羌一钱　朱砂一钱半　半夏二钱　豆双三钱　雄黄五钱　胆星一钱半　全虫一钱　虫蜕一钱半　天虫一钱半

【制法及用法】　共为细面，三四个月者服一二分，七八个月服二三分，满周岁者服四分，按岁数的大小而增减之，俱用白水或乳汁送下。

配用针灸：风门、风池透风府、心俞（不出血）、少商、中冲（出血）。凡治小儿热风症用此法愈者，不可胜计。

【出处】 西安国城村人刘一农（《祁州中医验方集锦》第一辑）。

【主治】 慢惊风。

【方药】 人参五分　白术五分　茯苓五分　木香三分　丁香三分　南星三分　全蝎三分　天麻三分　白附子二分　山药二分　石莲三分　菖蒲三分　豆蔻三分　砂仁二分　甘草二分　姜枣引

【用法】 水煎服。

【出处】 陈少明（《河南省中医秘方验方汇编》）。

【主治】 急惊风。

【方药】 蝉蜕五头　礞石二钱　牛黄一钱　琥珀三钱　川贝五钱　姜虫五头　全蝎五头　辰砂一钱　南星二钱　真珠二钱　崔夏二钱

【用法】 合研为细末，调开水服。日服三四次，每次服四至五分。

【提示】 此方亦可治慢惊风。

【出处】 莆田县、林德涛、林文灿（《福建省中医验方》第三集）。

【主治】 急惊风。

【方药】 牛黄五厘　琥珀二分　姜虫二分　全蝎（去毒）二钱　川连一分五厘　天麻二分　牛胆星二分　川贝三分　真珠一分五厘

镜砂四厘　米蒲二分　白附子三厘　甘草二分　麝香三厘　竺黄三分

【用法】　合研为细末，周岁的小孩每次服七八厘，危急时可服两次。

【出处】　莆田县黄蒲山（《福建省中医验方》第三集）。

【主治】　急惊风。

【方药】　半边莲一两　伏龙肝（灶底土）二钱

【用法】　水煎服。不满周岁者，每次服五六钱。

【提示】　半边莲，古名"急解索"，花如莲状但仅有半边，性辛平无毒。

【出处】　莆田县、吴玉香、吴玉粦（《福建省中医验方》第三集）。

【主治】　急惊风（目吊、角弓反张，或口吐痰沫）。

【方法】　微针颈后椎上青筋出血，即愈（此筋在颈上，每于患时显露于外）。

【出处】　商专杨振伯（《河南省中医秘方验方汇编》续二）。

附：癫痫

【主治】　羊痫风（一年一发，或半年一发，或一月一发或一日数发，时久目吊抽搐，手足瘛疭，口吐涎沫）。

【方药】　南星三钱　天虫二钱　豆双五分　朱砂二钱　寸香

五厘　雄黄二钱　寒水石二钱

　　【制法】　共为细面，蜜为丸，如高粱粒大。

　　【用法】　一岁一粒，按年龄大小增减，白水送下，每日一服。

　　【提示】　微有泄肚。

　　【治验】　涿县马头镇甄永昌患羊痫风数年未愈，经用本方而治愈。用本方治愈羊痫风病者不可胜计。

　　【出处】　庞各庄村李茂林（《祁州中医验方集锦》第一辑）。

十四、慢脾风

慢脾风即慢惊风的脾肾阳衰证，为虚极之候。主要表现为闭目摇头，面唇发青发黯，额上汗出，四肢厥冷，手足微搐，气弱神微，昏睡不语，舌短声哑，呕吐清水，指纹隐约。

本病预后大多不良，故需要积极治疗。

【主治】　小儿慢脾风。

【方药】　活蟾蜍

【用法】　将蟾蜍破腹去肠杂罨脐上，蟾蜍发热则另换一只。

【出处】　江山县徐志源（《浙江中医秘方验方集》第一辑）。

【主治】　小儿吐泻后成慢惊。

【方药】　麻黄（去节）五寸长十条　白术一钱　全蝎二个

【用法】　上药用鲜荷叶包煨研末，薄荷汤下，二岁以下服五分，三岁以上可服一钱。

【出处】　武义县朱瑜敷（《浙江中医秘方验方集》第一辑）。

【主治】　慢脾风。

【方药】　肉桂一钱　公丁香一钱　干姜一钱　黄连一钱

【用法】　研末，每次六分，开水冲服。

【出处】　长泰县王泉（《采风录》第一集）。

【主治】　慢脾风或慢惊风，吐泻不止，眼珠上视，手足发冷抽搐，角弓反张，不省人事，喉中痰鸣等症。指纹淡红，系虚寒之症。

【方药】　白胡椒一钱　炮姜一钱　顶上肉桂一钱　公丁香十粒

【制法及用法】　新砂锅装水半茶碗，将药放入煎之，剩六七黄酒盅。煎药火不宜过大，应慢火煎之。温服，不拘时间，随意服之，当日可将药服完。

【禁忌】　寒凉之药。

【出处】　曲沃县刘皋九（《山西省中医验方秘方汇集》第二辑）。

【主治】　慢脾风。

【方药】　白术一钱　白附子一钱　炙甘草七分　生姜二片红枣一粒

【用法】　水煎服。

【出处】　长泰县美彭王呕（《采风录》第一集）。

【主治】　小儿因吐泄而成慢脾风。

【方药】　熟地五钱　山药五钱　白术三钱　枸杞三钱　台参二钱　黄芪三钱　白芍二钱　萸肉二钱　干姜二钱　红大枣二个

肉桂—钱　炙草—钱　去皮胡桃一个

【用法】　为了解决小儿服药困难，可将煎成药汤倒出去渣，再入锅内重熬，俟药汤减至四五小酒杯后，每次服一酒杯，于半天内服完。

【治验】　定县大里村纪某某，男，4岁，九月份间因吐泄过剧成慢脾风症，二目天吊，昏睡露睛，额出冷汗，面色苍白，势甚危险。以上方如法服药，一剂吐泄大减，目睛下垂，连服三剂后痊愈。

【出处】　北段村史云如（《祁州中医验方集锦》第一辑）。

【主治】　慢脾风。

【方药】　胡椒七粒　丁香七粒　肉桂—钱　均姜二钱　泡参五钱　白术三钱　茯苓三钱

【用法】　先以灶心土四两熬水澄清后，取水煎药。半岁以下的孩子，照此剂量用；半岁以上的孩子，剂量酌加。

【出处】　安县熊自发（《四川省医方采风录》第一辑）。

【主治】　小儿慢脾风，四肢厥冷，眉眼不睁，气短脉细迟。

【方药】　党参　白术　怀山　黄芪　茯苓　肉桂　生姜各二钱　雄片—钱五分　甘草—钱

【制法】　水煎。

【用法】　内服。

【出处】　文治模（《中医采风录》第一集）。

【主治】　小儿腹泻后转为慢脾风。

【方药】　参苓白术散合排风汤加减：姜党四钱　白术二钱
姜半夏一钱　广皮一钱　川贝一钱　南星一钱　僵虫一钱　天麻一
钱半　乌梅一钱　车前仁一钱　明附一钱　炙草一钱　煨姜、红
枣引

【用法】　水煎温服。

【治验】　尹某某，女性二岁，1958年患腹泻甚久，后
转慢脾风，面色青，两鼻扇动，手足梢冷，指纹青色，服上
方三剂痊愈。

【提示】　暑季小儿腹泻，往往有此转变，本方可为救治
善法。

【出处】　永新县烟阁联合诊所（《锦方实验录》）。

十五、脐带风（四六风）

脐带风即新生儿破伤风。早期表现为想吃奶而不能吃，烦躁不安，啼哭不止；继而由于面肌痉挛致牙关紧闭、眉举额皱、口角上牵而出现苦笑面容；再进一步发展，则出现全身抽搐。新生儿的这一过程发展甚快，多在 24 小时内完成。

随着医疗卫生条件的逐步改善，本病现已少见。

【主治】 小儿四六风。

【方药】 犀角—钱

【制法】 磨开水。

【用法】 内服。

【出处】 姚豁然（《中医采风录》第一集）。

【主治】 小儿四六风，四肢抽搐，角弓反张，口吐白沫。

【方名】 抽风散

【方药】 胆南星

【制法】 研成细面。

【用法】 初生儿每服二分，蜂蜜调服，两次全愈。三四岁小儿每服一钱，每日服两次，三四次即愈。

【出处】 涿鹿县王巨珍（《十万金方》第一辑）。

【主治】 预防初生小孩四六风。

【方药】 僵蚕（炒黄）一条

【用法】 蜂蜜煎药喂服，初生小儿在一日内服完。服药后口吐白沫为好的反应。

【出处】 涿鹿县宋钟秀（《十万金方》第一辑）。

【主治】 小儿脐风。

【方药】 白公鸡胆汁

【用法】 用新宰出的胆汁灌下即愈。

【出处】 赤城县马万海（《十万金方》第一辑）。

【主治】 四六风。

【方名】 单方

【方药】 狐鼻子（焙黄）

【制法】 研面。

【用法】 每服少许，黄酒送下。

【出处】 阳原县（《十万金方》第三辑）。

【主治】 脐风。

【方药】 槟榔二至三钱

【制法】 将槟榔令乳母含在口内，久嚼成汁。

【用法】 徐徐吐入小儿口中，使其咽下。

【提示】 婴儿患此症，服药后，腹响有效，不响无效。

【出处】 大冶县（《湖北验方集锦》第一集）。

【主治】 初生小儿四六风，抽搐、口歪眼斜、哭无声音等。

【方药】 全蝎二条　僵蚕二条

【制法】 共研细面。

【用法】 黄酒，蜜引服之，六七日好。

【出处】 张专涿鹿县张玉山（《十万金方》第一辑）。

【主治】 小儿四六风。

【方药】 僵蚕（研细面）三个　大葱心三个（取汁）

【制法】 上二味调匀。

【用法】 分三次服。

【提示】 小儿鼻尖有小白点，即是四六风的预兆。

【出处】 尚义县胡子亮（《十万金方》第二辑）。

【主治】 小孩抽风（即四六风、脐风）。

【方药】 巴豆一个　大枣（去核）一个

【制法】 将巴豆放在大枣内，用文火烧干，研为细末。

【用法】 初生小孩分三次服，一个月小孩分二次服。

【出处】 沽源县（《十万金方》第二辑）。

【主治】 脐风。

【方药】 蝎干一个　蜈蚣一条

【制法】 共研细末，鸡子清调摊布上，贴肚脐上一小时。

【出处】 里县冯展仁（《十万金方》第六辑）。

【主治】　脐风。

【方药】　墙上蜘蛛三个　朱砂少许

【制法】　将蜘蛛用香油炸黄，合朱砂共研细末。

【用法】　用陈簸箕线、破窗户纸煎汤送服。

【出处】　濮阳孙先森（《河南省中医秘方验方汇编》续一）。

【主治】　婴儿脐风。

【方药】　老鼠筋二钱　老南瓜瓢（焙干）三钱

【制法】　打面。

【用法】　每次服二分，白开水吞下。

【出处】　唐焕然（《中医采风录》第一集）。

【主治】　脐风。

【方药】　生葱五根　僵蚕五只

【制法】　生葱捣烂取汁，僵蚕炒去丝，研末，调匀。

【用法】　涂乳上，令儿吮之，或灌儿口内吞下。

【出处】　沔阳县（《湖北验方集锦》第一集）。

【主治】　预防小儿破伤风。

【方名】　脐风散

【方药】　川军　朱砂　粉草各等分

【制法】　共为细面。

【用法】　每服少许，蜂蜜调服，每日五次。初生儿即服药三日，永不发生四六风。

【治验】　治愈率95%。

【出处】 涿鹿县王昆基（《十万金方》第二辑）。

【主治】 小儿初生惊风（俗名脐带风）。
【方药】 生甘草二分　朱砂一分　生大黄三分
【制法】 以上共为极细末，兑黑糖一钱五分。
【用法】 以开水调匀为浓汁，一昼夜分二次灌下。
【出处】 延庆县徐振洲（《十万金方》第二辑）。

【主治】 脐风、脐出血。
【方名】 小儿脐风方
【方药】 川连钱半　熟川军一钱　煅石膏一钱
【制法】 共为细末，合蜂蜜一两，小儿生下后用青布摊好贴肚脐上。
【出处】 冀县李正扶（《十万金方》第二辑）。

【主治】 小儿脐风。
【方药】 全蝎二十一个　元寸二厘　酒若干
【制法】 蝎用酒涂，研为细末，入元寸。
【用法】 乌梅煎汤，调半瓜子壳许服之，每日三次。
【出处】 王振廷（《河南省中医秘方验方汇编》）。

【主治】 预防脐风。
【方药】 西吉三钱　朱砂一钱　甘草二钱
【制法】 共研细末。
【用法】 初生儿未食乳前，先用红糖调药抹入口内。
【出处】 濮阳豆荆山（《河南省中医秘方验方汇编》续

一）。

【主治】　小儿四六风，牙关紧闭。

【方药】　元寸一分　僵虫一钱　全虫蜕一个

【制法】　共为细末，分作三剂。

【用法】　每服一剂，灌下即愈。

【出处】　商专阁楼堂（《河南省中医秘方验方汇编》续二）。

【主治】　小儿四六风。

【方药】　牛黄二厘　魁砂一分　全虫一个

【制法】　共研细面，分作两包。

【用法】　每服一包（一日服完），黄酒冲服。

【出处】　新专杨明庆（《河南省中医秘方验方汇编》续二）。

【主治】　小儿四六风。

【方药】　虫蜕三分　薄荷二分　双钩二分

【制法】　水煎。

【用法】　先看小儿上颌有一黄白小泡，用手指戳破，即以食盐水拭口净，再用药棉蘸药液滴患儿口内立愈。

【出处】　新专荆子英（《河南省中医秘方验方汇编》续二）。

【主治】　小儿四六风，口噤发搐。

【方名】　愈风散

【方药】 白僵蚕（焙黄）二个 全蝎（焙黄）一个 朱砂少许

【制法】 共研细末。

【用法】 分四次乳汁化服，六小时服一次。

【治验】 张北城关周双进小儿生后四日发现此症，服药四次即愈。本方已治愈十余例，效果良好。

【出处】 张北县刘振幅（《十万金方》第二辑）。

【主治】 脐风（亦治小儿抽风）。

【方药】 朱砂三分 血竭四分 僵蚕一钱 全蝎五分

【用法】 水煎服。以上为初生儿用量，小儿抽风可增加用量。

【出处】 武邑县孙世衡（《十万金方》第一辑）。

【主治】 四六风。

【方药】 巴豆霜一个 全虫一个 朱砂一钱 南星三分

【制法】 共为细末。

【用法】 每服四厘。

【出处】 获鹿县王振东（《十万金方》第二辑）。

【主治】 预防脐风。

【方药】 牛黄二厘 辰砂二厘 大黄三分 川连三分

【制法】 共为细末。

【用法】 小儿降生后分三次服，日服一次，用乳水调服。

【出处】 高阳县王景云（《十万金方》第六辑）。

【主治】 预防小儿四六风良方（在小孩降生后服此药，以免发生四六风）。

【方药】 木香一厘　乌梅二厘　朱砂三厘　地龙汁一滴（面亦可三厘）

【制法】 以上诸药共研细面。

【用法】 分三次白水冲服，或频抹儿口内。

【出处】 无极县张其荣（《十万金方》第六辑）。

【主治】 脐风。

【方药】 全虫一个　僵虫一个　朱砂一厘　轻粉一厘

【制法】 共为细末。

【用法】 蜂蜜和，涂乳头上，令婴儿食之。

【出处】 清丰欧阳恒（《河南省中医秘方验方汇编》续一）。

【主治】 小儿脐风，阵发性腹痛，夜啼不止。

【方药】 钩藤二钱　薄荷一钱　大黄五分　虫蜕一个

【制法】 水煎。

【用法】 温服。

【提示】 服后，大便下绿色粪便。

【出处】 建始县（《湖北验方集锦》第一集）。

【主治】 四六风，脐带流水。

【方药】 龙骨一厘　元寸一厘　僵蚕　白糖少许

【制法】 龙骨、元寸合为细末，僵蚕熬水。

【用法】 药末敷脐上，僵蚕水冲白糖服之。

【出处】　刘广恩（《河南省中医秘方验方汇编》）。

【主治】　小儿撮口脐风。

【方药】　辰砂五钱　僵蚕一钱　天竺黄五分　珍珠三分　台麝一分

【制法】　共为细面。

【用法】　每用少许蜜水调服，一日二三次。

【出处】　无极县刘振宗（《十万金方》第一辑）。

【主治】　预防小儿四六风。

【方药】　枯矾五分　硼砂五分　台麝三厘　梅片三厘　朱砂五厘

【制法】　共为细面。

【用法】　敷肚脐上二日换一次。

【出处】　无极县刘振宗（《十万金方》第一辑）。

【主治】　预防婴儿脐风。

【方名】　初生散

【方药】　僵蚕　朱砂　生甘草　生大黄　全虫各等分

【制法】　共研细面。

【用法】　用蜂蜜少许，蘸药喂之。

【出处】　涿鹿县郝瑞斋（《十万金方》第二辑）。

【主治】　小儿四六风。

【方药】　蝎尾三条　僵蚕五分　胆星六分　麝香一分　冰片一分

【制法】　共研细末，薄荷煎汤调服。

【治验】　屡试屡验。

【出处】　易县丁桂炳（《十万金方》第六辑）。

【主治】　预防小儿脐风。

【方药】　枯矾二钱半　硼砂二钱半　朱砂二分　冰片五厘　元寸五厘

【制法】　共为细末。

【用法】　将药末撒膏药上，贴肚脐。

【出处】　徐子春（《河南省中医秘方验方汇编》）。

【主治】　预防脐风。

【方药】　僵虫　麻黄　甘草各三钱

【制法】　共为细末，炼蜜和作窝窝状。

【用法】　盖在才剪罢的脐上，外用布包扎，七八天后脐带脱落掉取去。

同时内服：黄连二分　西吉三分　红花二分　桃仁二分　当归四分　生地四分　甘草二分　二花五分　水煎汁服

【出处】　洛专郭石秀（《河南省中医秘方验方汇编》续一）。

【主治】　预防脐风。

【方药】　蝎尾七个　僵虫三个　轻粉一分　赤金一张　琥珀三分

【制法】　共为细末。

【用法】　小儿初生后，乳汁送下三厘。

【出处】 清丰杨心领（《河南省中医秘方验方汇编》续
一）。

【主治】 小儿脐风，牙关紧，不吮乳，抽搐痉挛。

【方药】 枯矾 硼砂 麝香各一钱 冰片三钱 朱砂五分

【制法及用法】 研极细末，挑少许揉脐上，每日洗换
一次。

【提示】 此方消风化湿、清热宣窍，外治小儿脐风有
效，可作治疗小儿脐风辅助药。

【出处】 喻治平（《成都市中医验方秘方集》第一集）。

【主治】 破伤风。

【方药】 夜关门 王爪龙 八角风 过路黄各一两 地
古牛五个

【制法】 冲细。

【用法】 敷脐眼上。

【出处】 刘沧山（《中医采风录》第一集）。

【主治】 婴儿脐风。

【方药】 枯矾一钱五分 月石五分 珍珠三分 上片一钱
元寸五厘

【制法】 共研细末。

【用法】 搽脐上。

【出处】 郧县（《湖北验方集锦》第一集）。

【主治】 小儿脐风。

【方药】 元寸二分 辰砂二分 明雄黄二钱 明麻二钱 甘草二钱

【制法】 共为细末。

【用法】 每日三次，每次一分，开水冲服。

【出处】 鄂城县（《湖北验方集锦》第一集）。

【主治】 小儿四六风或急惊风。

【方药】 白鸡蛋一个 寸香一分 朱砂一分 全虫一个 天竺黄三分

【制法】 先将朱砂、全虫、天竺黄三味共为细面，再将鸡蛋头敲破一小口，再将药面装入鸡蛋内，用草竹纸包好，埋在南墙根下一尺五寸深，从立夏日埋到夏至日刨出，再兑入寸香。

【用法及用量】 初生儿服五厘至一分，乳汁或白水送下。

【提示】 鼻尖出微汗，则病愈。

【出处】 张群充（《祁州中医验方集锦》第一辑）。

【主治】 小儿四六风。

【方药】 姜虫一钱半 胆草一钱半 川军二钱 梅片少许 丁香少许

【制法】 共为细末。

【用法】 每服三分，开水冲服。

【出处】 崔其峥（《河南省中医秘方验方汇编》）。

【主治】 脐风。

【方药】 炒全虫一个　炕僵蚕一个　琥珀二分　朱砂三分
梅片二分　牛黄一钱半

【制法】 共研细末，乳汁调和为丸绿豆大。

【用法】 每服一丸。

【出处】 滑县尚相吾（《河南省中医秘方验方汇编》续
一）。

【主治】 破伤风。

【方药】 白芷　白附子　明麻　羌活　星片　防风

【制法】 研面。

【用法】 兑白开水服。

【出处】 杜文品（《中医采风录》第一集）。

【主治】 小儿脐风。

【方药】 制二丑八分　槟榔六分　蝎尾六分　大黄八分　僵
蚕六分　天麻八分

【制法】 共研细末。

【用法】 分三次，开水冲服。

【出处】 大冶县（《湖北验方集锦》第一集）。

【主治】 小儿三七风、四六风（脐带风），口噤，牙关
紧闭，四肢拘急，天吊抽搐。并治四时火热之症，无不立
效，百发百中。

【方名】 家传秘方镇惊都应散

【方药】 京牛黄五分　胆南星二钱　朱砂一钱五分　川大黄

川黄连各三钱五分　天竺黄一钱　大赤金十五张

【制法】　以上共为细面，磁器收贮。

【用法】　每服一分。有风者，用钩藤、薄荷为引，煎水送下；无风者，白水送下。

【出处】　宁晋县毛计恒（《十万金方》第二辑）。

【主治】　预防小儿四六风。

【方药】　当归　川芎　钩藤　薄荷　僵蚕　天麻　陈皮　全蝎　南星

【用法】　以上各药均五分。煎液以棉球蘸药，令小儿吮吸，以汗出为度。

【出处】　雁北区中医进修班侯建勋（《山西省中医验方秘方汇集》第三辑）。

【主治】　小儿四六风。

【方药】　天麻　南星　防风　全蝎　大黄　天虫　薄荷　冰片　元明粉各等分

【用法】　研为细末，每服一分至一分五厘。

【出处】　沽源县（《十万金方》第一辑）。

【主治】　脐风。

【方名】　脐风散

【方药】　天虫三钱　辰砂二钱　大黄二钱　钩藤二钱　真竺黄五分　蝎尾六分　生南星一钱　川贝一钱　台麝三分　巴豆霜二分　甘草五分

【制法】　以上共研细末。

【用法】 内服，每次服二至三分，乳汁送下。

【治验】 ①婴儿口腔上腭有如米粒小白泡，先用针扎破，再用青布蘸香油擦之。②脐上发现青筋一条，直冲心口，用姜片按青筋头上，用艾条灸，往下灸六七次则青筋自退。③婴儿口不吐白沫，脐部青筋不过心口者，百发百中。

【出处】 武邑县贾振东（《十万金方》第三辑）。

【主治】 小儿四六风

【方药】 陈皮三钱 乳香三钱 木香二钱 郁金三钱 皂角四钱 豆霜四钱 琥珀一分 麝香一分 没药三钱

【制法】 共为细面，面糊为丸，如合豆大。每丸分四次服，薄荷汤送下。

【出处】 商都县保健站贾老洪（《十万金方》第三辑）。

【主治】 专治小儿四六风症。

【方药】 川羌活二钱 天竺黄三钱 朱砂三钱 郁金三钱 雄黄三钱 天麻三钱 蝉蜕二钱 僵蚕二钱 豆霜四钱

【制法】 共为细面，炼蜜为丸（白莞豆大），朱砂为衣。

【用法】 不满一月小儿，每服半丸；三岁以内服一丸，白开水化服。如初生儿未发现四六风时，可用一丸分四次服之。

【出处】 蔚县赵霞（《十万金方》第三辑）。

【主治】 小儿四六风。

【方药】 炙僵虫一钱五分 天麻一钱五分 钩藤一钱五分 大

黄一钱五分　黄连二钱　胆星二钱　全虫三钱　天竺黄一钱　牛黄一钱　朱砂二钱五分　冰片五分　薄荷一钱五分

【制法】　共研为细末。

【用法】　每服一分，一日三次。百天以外小儿每服二分，七八个月小儿每服四至五分，开水调服。

【出处】　沽源县（《十万金方》第三辑）。

【主治】　小儿四六风，腹胀脐肿，四肢不利，日夜多啼，甚则抽搐等。

【方药】　薄荷　钩藤　粉草各二钱　明天麻　全蝎　姜虫　胆星各一钱半　朱宝砂　川连　川贝　川军各一钱　天竺黄一钱半　原牛黄一分　金箔十张　梅片二分

【制法】　以上诸药共研为细末

【用法】　小儿落生后，将此药用白水调，抹儿口中少许，能预防脐风发生，一日一二次。如发病后，则每日服数次，引用薄荷一钱，钩藤一钱，煎水冲服此药。

【出处】　无极县田克敏（《十万金方》第六辑）。

【主治】　小儿四六风，作抽。

【方药】　防风五分　川连五分　赤芍五分　双钩四分　虫蜕三个　胆星三分　甘草二分　清夏三分　引用灯心少许

【用法】　水煎，徐徐饮之。

【提示】　此为秘方。

【出处】　献方人安国县庞各庄李茂林（《祁州中医验方集锦》第一辑）。

【主治】 脐风。

【方药】 川乌_{五钱} 草乌_{五钱} 明天麻_{五钱} 清半夏_{五钱} 辽细辛_{三钱} 南星_{四钱} 白附子_{一两}

【制法】 共为细末（方内有剧毒药，须经中医诊断许可后方可服用，以免中毒）。

【用法】 每服一至三分，以蜘蛛两个香油炸焦，煎汤送下，汗出而愈。

【提示】 本方并能治妇人产后风（破伤风）以及刀剪红伤。

产后风每服用一钱或一钱半，以全当归四钱、防风一钱半、红花一钱，煎汤送服。

【出处】 濮阳孙先森（《河南省中医秘方验方汇编》续一）。

【主治】 小儿三七风。

【方药】 荆芥_{一钱} 防风_{一钱} 南星_{一钱} 天麻_{一钱} 僵虫_{一钱} 川贝母 条芩_{一钱} 木通_{一钱} 大黄_{一钱} 双钩藤_{一钱} 薄荷_{一钱} 甘草_{五分} 灯心_{十寸}

【制法】 水煎。

【用法】 内服屡效。

【出处】 商专王卓林（《河南省中医秘方验方汇编》续二）。

【主治】 脐风。

【方药】 苏叶 水风 陈皮 枳壳 川朴 甘草 僵虫 双钩藤 木香_{各等分}

【制法】 水煎。

【用法】 内服。

【出处】 商专李玉国（《河南省中医秘方验方汇编》续二）。

【主治】 预防小儿四六风。

【方药】 薄荷五分　蝉蜕五分　姜虫五分　川连五分　橘红七分　朱砂一分　天麻一钱　制南星五分　防风三钱

【用法】 水煎服。

【提示】 注意二三日内服完后再叫吃乳。

【出处】 西安市中医学习班王炎山（《中医验方秘方汇集》）。

【主治】 脐风。

【方名】 保命丹

【方药】 全蝎十四个　防风三钱　胆星一钱　蝉蜕一钱　白附子一钱　僵蚕一钱　天麻一钱　朱砂一钱

【制法】 共研细面。

【用法】 用煮赤金的水调服，每服三至五厘。

【出处】 阳原县井昌耀（《十万金方》第二辑）。

附一：锁牙风（牙关紧闭）

【主治】 初生儿不吃奶（牙关不开，俗名走牙风）。

【方药】 冰片一分　月石一钱半

【用法】 将上药研细末，擦上下牙龈前，先将口腔牙龈顽固米牙挑破出血，以棉球蘸淡盐水洗净血液，再用药末擦之。一日一次，连刺连洗连擦三天，其病自愈。

【出处】 张志和（《崇仁县中医座谈录》第一辑）。

【主治】 月内小儿不吃奶，体温正常（俗名锁牙风，即牙关紧闭不开）。

【辨证】 如遇此病，先将小儿上唇掀起，以手指按牙龈，即呈现白色，如初生长牙齿一样；放手时，白色一时不散。再以三棱针在牙龈上试刺一至二分深，下针觉得顽硬滞涩难刺，或如遇沙石阻止针尖感觉；取针时，出血较慢或出血少，或不出血，即是锁牙风症状。

【刺穴】 合谷、颊车、人中、承浆（如角弓反张，加刺百会、风池、风府、大椎）。

【手法】 先抑制、后兴奋，或采取中等刺激。在未刺针以前，先将口腔上下顽固牙龈用三棱针挑刺出血，用3%硼酸溶液（或用淡盐水亦可）将口腔洗净，以龙胆紫涂之，再开始刺上列各穴。一日一次，连刺三天，病无不愈。此种疗法，我在临床上屡试屡验，病例颇多。

【提示】 上述疗法，只就无热不吃奶而言。但此症在临床上往往有发热现象，亦有体温降低者。发热者，宜以祛风清热之味，如防风、荆芥、连翘、竹叶、寸冬、虫蜕、白芷、钩藤之类，仍加上前法处理，先刺口腔后刺穴，最为可靠。体温降低者（35度以下）难治，除仍与前刺点法处理外，并宜加灸两足三里，以恢复体温。

【出处】 邹梧生（《崇仁县中医座谈录》第一辑）。

附二：噤口风

【主治】 小儿噤口风。

【方药】 辰砂草二钱

【制法】 研成细末。

【用法】 开水吞服，一次服用。连用三剂即愈。

【出处】 张登云（《贵州民间方药集》增订本）。

【主治】 小儿胎风，发热口紧。

【方药】 牛黄一厘 川贝三分 朱砂一分 礞石二分 天竺黄三分 大黄末四分

【制法】 共为细末，分作三包。

【用法】 每服一包，开水冲服。

【出处】 商专刘志仁（《河南省中医秘方验方汇编》续二）。

十六、鹅口疮

　　鹅口疮主要表现为口腔黏膜出现乳白色、微高起的斑膜，形似奶块，周围无炎症反应。无痛，擦去斑膜后，可见下方不出血的红色创面。斑膜面积大小不等，可出现在舌、颊、腭或唇内黏膜上。

　　本病由真菌感染引起，多见于婴幼儿，是小儿常见的一种口腔疾病。

【主治】　小儿白口疮。

【方药】　仙人掌干末一钱

【制法】　调菜油。

【用法】　外搽。

【出处】　胡玉森（《贵州民间方药集》增订本）。

【主治】　小儿白口疮。

【方药】　鲜白地泡全株五钱

【制法】　加水一小碗，煎汤半碗。

【用法】　内服、外搽并用。

【出处】　陈芳国（《贵州民间方药集》增订本）。

【主治】　鹅口疮。

【方药】　密陀僧三钱

【用法】　研末，合水涂足心处。

【出处】　康子南（《大荔县中医验方采风录》）。

【主治】　小儿满口发白。

【方药】　五倍子钱半（烧软）　　油桂五分

【制法】　共为细末。

【用法】　吹入口内。

【出处】　王德祥（《河南省中医秘方验方汇编》）。

【主治】　白口疮。

【方药】　雄蚕蛾三个　冰片少许

【制法】　将蚕蛾于瓦上培黄，加冰片共为细末。

【用法】　撒患处。

【出处】　张皋翔（《河南省中医秘方验方汇编》）。

【主治】　白口疮。

【方药】　大五倍子一个　梅片五分

【制法】　五倍子用蜂蜜炙黄，和梅片共研细末。

【用法】　撒患处，一日二三次。

【出处】　洛专丁子宽（《河南省中医秘方验方汇编》续一）。

【主治】　鹅口疮，初生儿满口雪花疮。

【方药】　月石　滑石各五分

【制法及用法】 共研极细粉。首先用白开水泡青布蘸洗小儿口腔，然后再将药粉少许搽上，或用蜜调药粉成膏搽上，日搽 1~2 次。

【提示】 搽药后口即流涎。

【禁忌】 刚搽药后半小时内勿给小儿吃奶。

【出处】 宜黄县风冈镇潘作棠（《江西省中医验方秘方集》第二集））。

【主治】 小孩满口白泡、溃烂，流口水等症。

【方药】 天青地白草　开喉箭

【制法】 捣绒取汁。

【用法】 涂患部。

【出处】 重庆市中医进修学校周顺乾（《四川省中医秘方验方》）。

【主治】 口舌白烂疮。

【方药】 大枣　生白矾

【制法】 白矾为碎末，填枣肉内，用线扎住，火煅成炭，加冰片少许，共为细末。

【用法】 每用少许擦患处，数次即愈。

【出处】 西安市中医进修班钱达君（《中医验方秘方汇集》）。

【主治】 婴儿口腔白膜。

【方药】 广丹—钱　蜂蜜五两

【用法】 拌和置饭甑内蒸，以药成黑色为度，用鸭毛蘸涂擦患处。

【出处】　安化县中医（《湖南省中医单方验方》第二辑）。

【主治】　婴儿满口白糜。

【方药】　蜂蜜　硼砂粉适量

【用法】　调匀，涂擦患处。

【出处】　浏阳中医唐荣光（《湖南省中医单方验方》第二辑）。

【主治】　鹅口疮。

【方药】　枯白矾二分　朱砂二分　马牙硝五分

【制法】　共研细面，瓶贮。

【用法】　蜜水调，敷患处。

【出处】　赞皇县马罡明（《十万金方》第二辑）。

【主治】　口内起白膜。

【方药】　朱砂　煅硼砂各二钱　冰片五分

【用法】　将上药共研细末，擦之。

【出处】　南靖县乘东风社梧宅林浔守（《采风录》第一集）。

【主治】　白口疮。

【方药】　土元一个　白矾少许　冰片少许

【制法】　土元装白矾在死火内煨黄，加冰片为细末。

【用法】　撒患处。

【出处】　孙香天（《河南省中医秘方验方汇编》）。

【主治】　口疮（白蛾、白块、白烂，大人小儿均可）。

【方药】　白矾　相壳　五倍各等分

【制法】　共为细末。

【用法】　香油调敷，或干撒患处，令患者俯首流出毒水，数次即愈。

【出处】　西安市中医进修班宁锡琦（《中医验方秘方汇集》）。

【主治】　鹅口疮。

【方药】　保命散：牙硝一钱　枯矾八分　朱砂五分

【用法】　共研细末，敷患处。

【出处】　西宁药材公司赵俊卿（《中医验方汇编》）。

【主治】　鹅口疮。

【方药】　凤凰衣灰　儿茶　生橄榄灰各五分　二梅片一分

【用法】　共研成细末，贮于磁瓶中。临用时，擦患处，使口流涎。

【出处】　连瓯县魏仲沂（《福建省中医验方》第三集）。

【主治】　鹅口疮。

【方药】　加味冰硼散。硼砂五分　二梅片五分　红枣一枚　白矾一小块

【用法】　先将红枣去核，纳白矾于其内，煅黑灰存性，再与硼砂、二梅搅匀。临用时，先用硼砂水洗净患处，再用药涂抹。

【出处】　建瓯县林裕升（《福建省中医验方》第三集）。

【主治】 单双蛾，喉痛，兼治鹅口疮。

【方药】 苦瓜霜五钱 月石三钱 青黛三钱 二梅片一钱

【制法及用法】 共擂成极细粉，以喉枪吹入，每次二至三分，每日吹数次。

【出处】 省中医进修学校学员黄春云（《江西省中医验方秘方集》第二集））。

【主治】 小孔鹅口疮。

【方药】 僵蚕（洗净焙干）二钱 月石三钱 梅冰五分 朱砂一钱

【制法】 共研成极细的粉末。

【用法】 搽患部，每日三次。

【出处】 重庆市中医进修学校吴泽生（《四川省中医秘方验方》）。

【主治】 红白口疮。

【方药】 雄黄一钱 寒水石一钱 月石一钱 梅片八分 朱砂四分 五倍子四分

【制法】 共为细末。

【用法】 抹患处。

【出处】 李尊山（《河南省中医秘方验方汇编》）。

【主治】 鹅口疮。

【方药】 桂枝一钱半 石膏 黄芩五分 川连五分 生地三钱 赤苓

【用法】 水煎温服。

又处方　枯矾五分　朱砂五分　风化硝一钱

【用法】　研细末，敷患处。

【出处】　邢玉堂（《大荔县中医验方采风录》）。

【主治】　鹅口疮。

【方药】　琥珀二分　朱砂五分　冰片五厘　儿茶二分　川连二分　煅石膏四分　甘草四分

【制法】　共研末。

【用法】　抹在患处。

【提示】　本方适于治小儿口内生菰。

【出处】　南安县侯本（《福建省中医验方》第三集）。

【主治】　白口疮，即初生儿满口白。

【方名】　知柏地黄汤加味

【方药】　云苓　泽泻　知母　生地各一钱五分　山药二钱　黄柏　丹皮　枣皮各一钱　生石膏二分

【用法】　水煎，每剂煎二次分服。

【禁忌】　若舌苔白色、小便清长、指纹青色有外感证者勿用

【出处】　泰和县第二区武溪乡梁广川（《江西省中医验方秘方集》第二集））。

【主治】　婴儿口腔白膜满布。

【方药】　黄连一钱　雄黄一分　朱砂五分　硼砂五分　人中白五分（煅）　儿茶五分　鹅屎白适量

【用法】　以上六味，共研细末。鹅屎白调水澄清，用以

调药末，用鸭毛蘸涂患处。如无鹅屎白，可用人乳调药。

【出处】 安化县中医（《湖南省中医单方验方》第二辑）。

十七、猩红热

猩红热为 A 组溶血性链球菌感染引起的急性呼吸道传染病。主要表现为发热、咽峡炎、全身弥漫性鲜红色皮疹和疹退后明显的脱屑。中医称之为"烂喉痧"。

本病一年四季都有发生，尤以冬春之季发病为多，多见于小儿，尤以 5~15 岁居多。

【主治】 急性及慢性咽炎、喉炎，典型猩红热及疖、淋巴腺炎、流感、痢疾等。其中猩红热的治愈率为 80%。

【方药】 牛蒡子

【用法】 水煎，每天分 3~4 次服。三四天可好，最多不超过四天。

【出处】 天津师大医务室（《中医名方汇编》）。

【主治】 猩红热。

【方药】 汉银花四钱　大力子三钱　连翘三钱　炒青蒿三钱　淡竹叶三钱　赤芍四钱　知母三钱　广角参四钱　丹皮三钱　雅连一钱　白菊花三钱　木通二钱　甘草八分　鲜竹茹五钱　慈姑十个

【用法】 水煎服。

【提示】　本方有清热、解毒、凉血作用，治猩红热尚对症。

　　【出处】　江伯文（《成都市中医验方秘方集》第一集）。

十八、新生儿黄疸

　　西医把未满月（出生28天内）新生儿出现的黄疸，称之为新生儿黄疸。这是由于胆红素代谢异常，引起血中胆红素水平升高，出现以皮肤、黏膜及巩膜黄染为特征的病症。

　　本病有生理性和病理性之分。生理性黄疸在小儿出生后2~3天出现，4~6天达到高峰，7~10天消退。若出生后24小时内即出现黄疸，持续时间长，足月儿>2周，早产儿>4周仍不退，甚至继续加深加重，或消退后重复出现，或生后一周至数周内才开始出现黄疸，均为病理性黄疸。

　　【主治】　初生小儿发黄（未超过三天者）。
　　【方药】　水岸板
　　【用法】　水煎，加醪糟少许，用新棉花浸渍，口服二三日即愈。
　　【出处】　新繁县卫协会（《四川省医方采风录》第一辑）。

　　【主治】　初生小儿发黄（未超过三天者）。
　　【方药】　胡豆皮　茵陈

【用法】　用水煎服。

【出处】　金堂县李明三（《四川省医方采风录》第一辑）。

【主治】　婴儿黄疸。症见全身皮肤、面目发黄，颜色鲜明或紫暗，小便深黄而短，腹部臌胀，大便秘结或溏，舌苔黄腻，质红、指纹红紫等。

【方药】　茵陈五至十钱　栀子二至三钱　黄连一钱　广郁金四至五钱　白蔻二钱　香附五至十钱　苏梗三钱　金钱草十钱　满天星十钱　花斑竹十钱

【用法】　每日一剂，先将诸药用冷水浸泡 5~10 分钟，再用文火煎 10 分钟，取汁，水煎两次，二汁混合。视小儿年龄给药，每日服 4 次，每 4 小时服 1 次。

【加减】　大便干结者，加胖大海三至五钱；呕吐者，加陈皮二钱，姜汁竹茹三钱。

【提示】　本方以治湿热发黄为主的黄疸为适宜。

【出处】　王静安（《贵州民间方药集》增订本）。

十九、胎毒

胎毒，是小儿出生后出现急性过敏重症的俗称，主要表现为各种皮肤的变态反应，如疮疖、疥癣、痘疹等。

本病主要由于孕产妇恣食辛热、肥甘厚味，或生活调摄失宜，或郁怒悲思、情志不遂等因素，遗毒于胎所致。

【主治】　小儿胎毒成疮。

【方药】　人中白（焙干）一钱

【制法】　上药研末，香油调抹患处。

【用法】　外用。

【出处】　武邑县赵纪勋（《十万金方》第二辑）。

【主治】　胎毒。

【方药】　鸡子黄

【制法】　将鸡子黄搅成油。

【用法】　抹之即愈。

【出处】　徐水县张俊清（《十万金方》第十辑）。

【主治】　小儿胎毒。

【方药】　生白颈地龙三尾

【用法】　水一杯，煎半杯服。

【出处】　漳浦县深土社双庆庆头（《采风录》第一集）。

【主治】　小儿胎毒。

【方药】　肥猪肉片。

【用法】　贴于患处。

【出处】　九台县矫鸿珍（《吉林省中医验方秘方汇编》第三辑）。

【主治】　初生儿胎毒。

【方药】　生甘草—钱

【用法】　水煎温服，三至五天。

【出处】　普陀县裘梦莹（《浙江中医秘方验方集》第一辑）。

【主治】　胎毒。

【方药】　豆腐皮—张　花椒—钱

【用法】　焙黄，研末，香油调匀，搽之。

【出处】　西宁铁路医院（《中医验方汇编》）。

【主治】　一切胎毒，诸般火丹及赤游丹蔓延全身。

【方药】　蚯蚓粪（阴地或水缸底下不见阳光者）四两　白皮硝二两

【用法】　共为细末，云苔菜（即油菜）捣浓汁调敷患处，干则易之，油菜落令时则以茄根捣汁代之。

【出处】　吴兴县凌拙甚（《浙江中医秘方验方集》第一辑）。

【主治】　小儿胎毒。

【方名】　燕泥散

【方药】　燕窝泥　漏油灯油（就是过去所点的麻子油灯，托灯碗内的油）

【制法】　燕窝泥研面，用漏灯油调合。

【用法】　把以上调合的燕泥油擦抹患处。

【治验】　本县十八顷村左维的外甥，患胎毒，脓水淋漓，臭味难闻，秽垢污腻，很是难看。用此法擦抹，数次就好了。

【出处】　康保县万隆店卢文正（《十万金方》第二辑）。

【主治】　小儿胎毒。

【方药】　山苍术二钱　川黄柏三钱

【制法】　共为细末。

【用法】　香油调搽患处即愈。

【出处】　保专易县梁歧山（《十万金方》第十辑）。

【主治】　小儿胎毒或皮肤生疮。

【方药】　黄柏末三钱　香油一两

【制法】　用香油炸花椒，把花椒炸枯，去渣，调黄柏细末，敷患处。

【治验】　王淑珍县长小孩患此症，经中西医数次治疗无效，后涂此药而愈。

【出处】　围场县任义（《十万金方》第十辑）。

【主治】　小儿胎毒疮。

【方药】　红枣（去核，炒黄）五个　雄黄三钱

【用法】　共为细末，香油调涂患处。

【出处】　井陉县赵喜莲（《十万金方》第十辑）。

【主治】　周身发胎毒。

【方药】　食盐二钱　明矾一两

【用法】　兑开水，洗涤全身。

【出处】　南靖县上游杨楚木（《采风录》第一集）。

【主治】　胎毒，颈部痒烂。

【方药】　煅挥田螺壳五钱　梅片五分

【用法】　研细末，撒患处。

【出处】　漳浦县长桥官任何憨生（《采风录》第一集）。

【主治】　胎毒。

【方药】　蛋黄　冰片末二三分

【用法】　蛋黄炒成油，加冰片末，涂患处。

【出处】　小桥职工医院林世芳（《中医验方汇编》）。

【主治】　小儿胎毒。

【方药】　胡黄连二钱　山慈姑二钱　甘草一钱五分

【用法】　研末。每次五分至一钱，蜜调服。

【提示】　本方只供医生临床参考。

【出处】　南靖县超美社谢云峰（《采风录》第一集）。

【主治】 胎毒。

【方药】 松香（烧化） 黄豆（炒焦） 槐树皮炭各等分

【用法】 共为细面，绿豆油调抹患处。

【提示】 制绿豆油法：用炒瓶一个，用绿豆装满，用麦秸秆剪断，塞住瓶口，瓶口朝下，下边用碗接住，瓶身用糠培上，点燃使油流出。

【出处】 威县张明堂（《十万金方》第十辑）。

【主治】 胎毒。

【方药】 大黄 黄连 黄芩或换生甘草各等分

【用法】 煎汁，时时令婴孩吮吸。

【出处】 奇清县朱谷英（《浙江中医秘方验方集》第一辑）。

【主治】 小儿胎毒。

【方药】 大黄四分 辰砂拌茯神二钱 甘草六分

【用法】 加水隔汤炖服。

【提示】 小儿初生时，可代西黄用。

婴儿出生后、未吃奶前，服用本方能解毒助排脐粪，可免肠梗阻等症状发生。

【出处】 杭州市许甘临（《浙江中医秘方验方集》第一辑）。

【主治】 胎毒成疮。

【方药】 炒川椒一两 炒文蛤一两 轻粉一钱 冰片五分

【制法】 共为细末。

【用法】 上药用香油调涂，一天一次。

【出处】 南乐国化申（《河南省中医秘方验方汇编》续一）。

【主治】 胎毒溃烂（外敷）。

【方药】 五倍子三钱（焙黄）　　白芷三钱　　花椒三钱　　枯矾一钱

【用法】 研细末，香油调匀擦之。显干后，即愈。

【出处】 大同刘锦云（《山西省中医验方秘方汇集》第三辑）。

【主治】 小儿胎毒，疮流脓水。

【方药】 黄连一钱　　麻黄一钱　　黄柏一钱　　冰片二分

【用法】 共为细面，香油调上。

【出处】 桦甸县（《吉林省中医验方秘方汇编》第三辑）。

【主治】 初生解胎毒。

【方药】 川连　　生甘草　　大黄　　银花各一分

【用法】 煎汤，使之呐服。

【出处】 周继养（《浙江中医秘方验方集》第一辑）。

【主治】 小儿胎毒。

【方药】 蛇床子　　硫黄　　樟脑　　绵纹大黄各三钱

【用法】 共到粗末，煎汤，将内衫（最贴身的衣服）放在药汤内，煮数滚，阴干后，穿在身上，二三次即愈。

【出处】 晋江钟天赐（《福建省中医验方》第二集）。

【主治】　小儿胎毒。

【方药】　川连五分　轻粉五分　黄柏一钱　蛇床子一钱

【用法】　共研细末，调麻油抹患处。

【出处】　长乐县林冠人（《福建省中医验方》第二集）。

【主治】　小儿胎毒，头疮、耳后疮。

【方名】　青蛤散

【方药】　石膏五钱　蛤粉五钱　青粉二钱半　黄柏二钱半
青黛一钱半

【制法】　共为细末。

【用法】　香油调搽。

【出处】　唐山市王宝珍（《十万金方》第十辑）。

【主治】　小儿初生胎毒。

【方药】　红豆粉三分　川连二分　乳没各二分　儿茶一钱
甘草一分

【用法】　将上药共研细末，每次二分，开水冲炖服。

【出处】　长泰县青渔村（《采风录》第一集）。

【主治】　小儿胎毒。

【方药】　生地一钱　金蝉五只　银花六钱　赤小豆一钱　甘
草四分

【用法】　将上药用水八分煎四分，调蜜服。

【出处】　南靖县红旗公社（《采风录》第一集）。

【主治】 小儿胎毒，头上赤红极痒，遍身如无皮状，或各种痒疮俱效。

【方药】 白附子 黄丹 蛇床子各五钱 羌活 独活 狼毒 白鲜皮 枯白矾 硫黄 净轻粉各三钱五分

【制法】 共为细末。

【用法】 干者用香油调搽，湿者干掺。

【出处】 保专易县隰连生（《十万金方》第十辑）。

【主治】 小儿胎毒。

【方名】 胡麻丸，又名交藤汤

【方药】 苦参五钱 何首乌一钱（熬） 胡麻仁二钱五分（炒） 蔓荆子二钱（炒） 灵仙二钱（炒） 芥穗二钱（焙） 皂刺二钱（炒） 石菖蒲二钱（炒） 白菊花二钱五分 竹叶三钱

【用法】 研末为丸，丸视大小酌用。或水煎，日服二次，每次一小白酒盅。

【出处】 承德县曹医华（《十万金方》第十辑）。

【主治】 小儿胎毒（黄水疮）。

【方药】 生草一钱半 黄柏 儿茶 轻粉 官粉 松香 冰片各三分

【用法】 研细末，放青瓷碟中，用开水和匀为液，敷于黄葱叶两截（约寸余）内蒸熟，再用麻油炸熟为末，用时将药涂于手心内，以唾液调搽患处，七日即愈。

【出处】 雁北区中医进修班解鸿钧（《山西省中医验方秘方汇集》第三辑）。

【主治】 小儿胎毒。

【方药】 水粉八分 牛黄六分 牛皮烟五分 炉底五分 三仙丹二分 枯矾五分 黄丹五分

【用法】 将上药共研末，用夏布盛贮，扑出粉于身上患处。

【出处】 海澄县方田陈老冷（《采风录》第一集）。

【主治】 小儿胎毒。

【方药】 白菊五分 中白七分 银花七分 油虫五分 木通六分 川芎六分 甘草三分

【用法】 将上药用水一碗煎六分，分作三次服。

【出处】 海澄县方田陈老冷（《采风录》第一集）。

【主治】 小儿胎毒。

【方药】 大黄 白芷各一钱 公丁香八分 梅片 樟脑各三分 苍术一钱半 雄黄七分

【用法】 研成细末。将药末三钱用清洁白色的薄布包起缝牢，佩挂在患者的胸前，约过三四天再换一次新的药末。用两三次，可能痊愈。

【出处】 平和县卢水恭（《福建省中医验方》第三集）。

【主治】 小儿胎毒。

【方药】 赤小豆 绿豆 黑稽豆 土茯苓 苡仁各三钱 地骨皮一钱半 银花二钱 甘草八分

【用法】 水煎服。

【出处】 福清县俞慎初（《福建省中医验方》第二集）。

【主治】 小儿胎毒。

【方药】 大枫子仁二十四粒 硫黄一钱 水银一钱 槟榔一钱 轻粉一钱 明矾一钱 樟脑一钱

【用法】 将各药研末，装于布制小袋，挂在身上。一日放于胸腹部，一日放于背部，前后轮换。

【提示】 本方与《达生篇》内小儿胎毒方相似，尚有效。

【出处】 同安县陈式禄（《福建省中医验方》第二集）。

二十、小儿遗尿

一般情况下，孩子从 3~4 岁开始控制排尿。如果 5~6 岁以后还经常性尿床，每周两次以上并持续达 6 个月，医学上就称为"遗尿症"。本病分为原发性遗尿和继发性遗尿。

小儿遗尿以原发性遗尿为多，尤以夜间遗尿最常见，且男孩多见。常因为白天过度活动、兴奋、疲劳或疾病后引起，小儿肾虚也可导致遗尿。

【主治】 遗尿。

【方药】 故纸（盐水过炒）二钱

【用法】 研末，冲开水服。

【提示】 本方宜用于虚弱者。

【出处】 长泰县卫星公社保健院曾文辉（《采风录》第一集）。

【主治】 遗尿。

【方药】 黄芪六钱

【用法】 炖羊肉服。

【提示】 本方适宜于虚弱者。

【出处】 海澄县卫星公社曾总琴（《采风录》第一集）。

【主治】　小儿遗尿。

【方药】　新鲜双肾草二两

【制法】　炖猪肉半斤或猪膀胱一个。

【用法】　汤肉一同服用。

【出处】　僧果丰（《贵州民间方药集》增订本）。

【主治】　遗尿。

【方药】　银杏（盐水炒熟）七粒

【用法】　临睡时常服。

【提示】　银杏即白果，有滋补收涩作用，亦能治小便频多，但有毒，不宜多吃。

【出处】　杭州市周安庭（《浙江中医秘方验方集》第一辑）。

【主治】　遗尿。

【方药】　柿蒂四钱

【用法】　水煎服，每天一次。

【出处】　象山县翟殿卿（《浙江中医秘方验方集》第一辑）。

【主治】　小儿遗尿。

【方药】　鸡肠

【用法】　焙干研粉，不使焦。候晚饭时和饭同食，隔一天服一次。男性用雌鸡肠，女性用雄鸡肠，阉鸡不用。一只鸡肠为一服，须要分清。可服三至五次有效。

【提示】　有合并症者不宜。

【出处】 金华市张兆智（《浙江中医秘方验方集》第一辑）。

【主治】 小儿尿遗，白沑。
【方药】 车前草适量
【制法】 水煎。
【用法】 作茶饮。
【出处】 孝感专署（《湖北验方集锦》第一集）。

【主治】 小儿遗尿。
【方药】 鸡肠一副
【制法】 将鸡肠洗净，煅存性（或放瓦上烤枯），研末。
【用法】 每早晚开水冲服。
【出处】 大冶县（《湖北验方集锦》第一集）。

【主治】 小儿遗尿。
【方药】 胡桃（俗名核桃）七个
【制法】 用黄泥和谷壳包裹胡桃，煨烧成灰，去泥，取胡桃研细。
【用法】 分三至五次吞服，盐水送下。
【出处】 竹溪县（《湖北验方集锦》第一集）。

【主治】 小儿小便不禁（小便次数多）。
【方药】 炒破故纸三钱
【用法】 研为面，白水送下，空心服。

【出处】　伍仁桥乡南娄底村李吉庆（《祁州中医验方集锦》第一辑）。

【主治】　夜睡遗尿。
【方药】　益智仁三钱　石莲子三钱
【用法】　水六分，煎三分服。
【出处】　长泰县共进社保健院杨廷尊（《采风录》第一集）。

【主治】　遗尿。
【方药】　益智仁一钱五分　乌药一钱五分
【用法】　水六分，煎三分服。
【出处】　长泰县岩溪保健院张韶华（《采风录》第一集）。

【主治】　小儿遗尿。
【方药】　桑螵蛸五钱至一两　猪小肚一个
【用法】　同老酒炖服。
【出处】　长乐县琅峰联合诊所李凌顺（《福建省中医验方》第四集）。

【主治】　小儿遗尿。
【方药】　桑螵蛸五钱　煨益智仁五钱
【制法及用法】　将药研成细面，分八次，每日服二次，米汤送下。
【出处】　昔阳县邵观文（《山西省中医验方秘方汇集》第二辑）。

【主治】 遗尿。

【方药】 干姜五钱　炙甘草三钱

【制法】 水煎或研面。

【用法】 内服。

【出处】 荣中华（《中医采风录》第一集）。

【主治】 遗尿。

【方药】 猪肉一斤　桂圆八两

【用法】 将上药共炆两次，先后分服，每隔四小时服一次。

【出处】 黄芦英（《崇仁县中医座谈录》第一辑）。

【主治】 小儿遗尿。

【方药】 金银花蕊三钱　菟丝子一钱

【用法】 煎服。

【提示】 菟丝子有强壮收敛作用，金银花蕊作用不详。

【出处】 龙泉县叶芝青（《浙江中医秘方验方集》第一辑）。

【主治】 治小儿夜梦遗尿。

【方药】 韭菜子一钱　糯米二钱

【用法】 水二碗，煮成薄粥，分三次服。

【出处】 周岐隐（《浙江中医秘方验方集》第一辑）。

【主治】 小儿遗尿。

【方药】 益智仁二钱　桑蛸一钱

【制法】　二味装猪尿脬内，水煎。

【用法】　分一至二次服。

【出处】　郧县（《湖北验方集锦》第一集）。

【主治】　小儿夜间遗尿。

【方药】　鲜鸡肝一具　官桂适量

【制法】　共捣烂为丸。

【用法】　每日二至三次，每次五分至一钱，剂量视年龄增减，开水送下。

【出处】　鄂城县（《湖北验方集锦》第一集）。

【主治】　小儿尿床。

【方药】　益智仁一岁一粒　白果仁三钱

【用法】　益智仁研成末，将白果仁煎汤兑服。

【出处】　湘阴县中医（《湖南省中医单方验方》第一辑）。

【主治】　小儿睡中尿床。

【方药】　桑螵蛸十个（烧研末）　砂糖适量

【用法】　开水调服。

【出处】　衡南县人民医院中医吴训之（《湖南省中医单方验方》第二辑）。

【主治】　小儿遗尿。

【方药】　益智仁五钱　桑螵蛸七个

【用法】　共为细末，鸡肠一具（男用雄鸡的，女用雌鸡的），将药一半炖汤服，一半吞服。

【出处】　乐山专区五通桥市任仕明（《四川省中医秘方验方》）。

【主治】　小儿遗尿。

【方药】　猪膀胱一个　肉桂五分　五味一钱五分

【用法】　先将猪膀胱五味煮熟，后以肉桂分二次冲服。

【提示】　遗尿有二症，一因脾胃虚弱，仓廪不固，肠滑而遗；一因火迫而遗。二者用药一温一寒，差异殊大。本方为温中固敛之剂，遗尿之由于虚弱性可用。

【出处】　永泰县城关渔溪乡叶木林（《福建省中医验方》第四集）。

【主治】　遗尿。

【方药】　益智仁　白果　桑螵蛸各七个

【制法】　打面，兑甜酒。

【用法】　内服。

【出处】　曾治民（《中医采风录》第一集）。

【主治】　小儿遗尿。

【方药】　海螵蛸二钱　桑螵蛸二钱　益智仁五分

【制法】　水煎。

【用法】　每日服三次。

【出处】　孝感专署（《湖北验方集锦》第一集）。

【主治】 小儿夜尿。

【方药】 桑螵蛸三钱　白薇二钱　白芍二钱

【用法】 煎服，每日一剂，分二次服。

【出处】 吴兴县凌拙甚（《浙江中医秘方验方集》第一辑）。

【主治】 遗尿。

【方药】 桑螵蛸一钱半　益智仁二钱　覆盆子二钱

【用法】 共研细末，开水送服，每服一钱，一日二次。

【出处】 姜正卿（《中医验方汇编》）。

【主治】 小儿下淋。

【方药】 甜瓜子（炒黄）一两　桔梗三钱　二花三钱

【制法】 将甜瓜子为末，桔梗、二花水煎汁。

【用法】 以桔梗二花水送服甜瓜子末，一二次即愈。

【出处】 商专张超彬（《河南省中医秘方验方汇编》续二）。

【主治】 小儿尿炕（即遗尿症）。

【方药】 桑螵蛸　白果　蝉蜕　益智各七个

【用法】 水煎服。

【出处】 张乡村张子棠（《祁州中医验方集锦》第一辑）。

【主治】 小儿遗尿。

【方药】 菟丝二钱　覆盆二钱　柑杞一钱五分　五味五分

【用法】 水一碗，煎五分服。
【出处】 漳浦县赤岭社石椅蓝振和（《采风录》第一集）。

【主治】 小儿遗尿。
【方药】 桑螵蛸　黑芝麻　黑豆　阴米
【用法】 炖猪小肚子服。
【出处】 江津县卫协会（《四川省医方采风录》第一辑）。

【主治】 小儿遗尿。
【方药】 乌附片二钱　益智仁五钱　黑豆子四两　猪肚子一个
【制法】 将药打碎盛入猪肚内，炖熟。
【用法】 内服。
【出处】 蒋济生（《中医采风录》第一集）。

【主治】 遗尿。
【方药】 双螵蛸　山药　覆盆子　韭子各等分
【制法及用法】 炼蜜为丸，每服二钱，临卧开水化服。
【出处】 陈静安（《崇仁县中医座谈录》第一辑）。

【主治】 遗尿。
【方药】 桂枝一钱五分　龙骨三钱　牡蛎三钱　党参二钱　黄芪二钱
【用法】 炖猪小肚服。

【出处】 长泰县火箭公社高前杨清江（《采风录》第一集）。

【主治】 遗尿。

【方药】 党参 黄芪各五钱 益智仁 桑螵蛸 夜关门各三钱

【制法】 水煎。

【用法】 内服。

【出处】 蒋希肾（《中医采风录》第一集）。

【主治】 尿床。

【方药】 桑螵蛸三钱 覆盆子三钱 菟丝子二钱 益智仁二钱 补骨脂二钱

【用法】 水煎服。

【出处】 西宁铁路医院（《中医验方汇编》）。

【主治】 小儿遗尿。

【方药】 熟地三钱 淮药三钱 枣皮三钱 台乌三钱 肉桂五分 益智仁三钱 羊肉一斤

【用法】 炖服。

【出处】 成都市巫治安（《四川省医方采风录》第一辑）。

【主治】 小儿遗尿。

【方药】 熟地 怀山 枣皮 菟饼 破故纸 甘杞 益智 黑桃肉 黑芝麻各一两 乌附片三钱 粉丹六钱 五味子

洋硫磺各五钱　玉桂三钱　茯苓一钱

【制法】　研面为丸，如桐子大。

【用法】　日服二次，每次五至十丸，淡盐汤送下。

【出处】　陈玉森（《中医采风录》第一集）。

【主治】　小儿夜间遗尿床上。

【方药】　韭子（炒）一两五钱　龙骨（煅）一两五钱　桑螵蛸（酒炒）一两五钱　补骨脂子（盐水炒）五钱　鸡肠（晒干炒）一具

【用法】　共研细末为小丸，每晚空心开水服十至二十丸。

【出处】　慈利县中医谭月僧（《湖南省中医单方验方》第二辑）。

【主治】　小儿尿床或夜间尿多。

【方药】　补骨脂三钱　核桃仁三钱　益智仁三钱　桑螵蛸三钱　龟板（炙）三钱　盐菜一两

【用法】　煎服。

【出处】　晃县中医杨青兰（《湖南省中医单方验方》第二辑）。

二十一、小儿夜啼

　　婴儿白天能安静入睡，入夜则啼哭不安、时哭时止，或每夜定时啼哭，甚则通宵达旦，称为夜啼。多见于新生儿及 6 个月内的小婴儿。

　　中医认为，夜啼多与脾寒、心热、心惊等有关。

【主治】　小儿夜哭。

【方药】　犀角少许

【制法】　研为细末。

【用法】　撒脐内，用纸贴住。

【出处】　倪庭俊（《河南省中医秘方验方汇编》）。

【主治】　小儿夜哭。

【方药】　香油灯灯花五个

【制法】　细研。

【用法】　沾母乳上，叫小儿吸之。

【出处】　商专进修班（《河南省中医秘方验方汇编》续二）。

【主治】 小儿夜啼。

【方药】 红头绳一尺二寸

【用法】 蘸麻油烧灰研细,临睡时用灯心二寸,煎汤送下,两晚即可收效。

【提示】 用棉绳,不用毛绳,切记!

【出处】 陵川周克宽(《山西省中医验方秘方汇集》第三辑)。

【主治】 小儿夜间惊啼,不能入睡者。

【方药】 蝉花一支

【制法】 研面,调米汤。

【用法】 内服。

【出处】 黄治平(《中医采风录》第一集)。

【主治】 小儿夜啼。

【方药】 灯心不拘多少

【制法】 烧灰。

【用法】 临睡时,敷乳头上,令小儿吮吸之,连续四至五次即愈。

【出处】 大冶县(《湖北验方集锦》第一集)。

【主治】 小儿夜啼。

【方药】 僵蚕一钱

【制法】 熬水。

【用法】 内服。

【出处】 郧县(《湖北验方集锦》第一集)。

【主治】 小儿夜啼。

【方药】 五倍子（研面）

【用法】 用水和在一起，填于脐窝中。

【出处】 昌图县孙桂芝（《吉林省中医验方秘方汇编》第三辑）。

【主治】 夜睡啼哭。

【方药】 蝉蜕七分　薄荷八分

【用法】 研末，开水调服。

【出处】 长泰县卫星公社江都连太山（《采风录》第一集）。

【主治】 夜时啼哭。

【方药】 蝉蜕七只　款冬花七分

【用法】 水一杯，煎半杯服。

【出处】 长泰县卫星公社保健院江都连金龙（《采风录》第一集）。

【主治】 小儿夜啼。

【方药】 灯心（烧灰）　朱砂少许

【用法】 研细末，涂乳头上，食下即止。

【出处】 阳城李跃溏李廷兰（《山西省中医验方秘方汇集》第三辑）。

【主治】 小儿夜啼，腹痛不止，肚脐凸出者。

【方药】 生附子一分　白胡椒一粒

【制法】 共为细末。

【用法】 放脐中，外以胶布贴紧，二日可愈。

【出处】 建始县（《湖北验方集锦》第一集）。

【主治】 小儿夜哭。

【方药】 蝉蜕七个　薄荷三分

【用法】 水煎服。

【出处】 海龙县张延龄（《吉林省中医验方秘方汇编》第三辑）。

【主治】 夜时啼哭。

【方药】 川连五分　蝉蜕六只　灯心十二节

【用法】 水一杯，煎半杯服。

【出处】 长泰县共进社保健院杨廷尊（《采风录》第一集）。

【主治】 小儿夜啼。

【方药】 僵蚕五分　蝉蜕五分　茯神五分

【制法】 水煎。

【用法】 内服，一二剂。

【出处】 荥阳苏克俭（《河南省中医秘方验方汇编》续一）。

【主治】 小儿内热夜啼。面目发赤，口干唇红，体温微高，饮食正常，夜间啼哭。周岁内小儿多发生。

【方药】 朱砂一分　灯草一团　黄连二钱

【制法及用法】 朱砂研末，灯草烧灰，共研一处成细末，用黄连二钱，煎汤冲服。

【出处】 沁水县史翰章（《山西省中医验方秘方汇集》第二辑）。

【主治】 小儿夜啼。

【方药】 蝉蜕二个（去头足） 生地少许 薄荷少许

【用法】 水煎，灌之即愈。

【出处】 周克宽、王赵熊、冀秉彝（《山西省中医验方秘方汇集》第三辑）。

【主治】 夜啼遗尿。

【方药】 甘草二钱 小麦粉一两 大枣五枚

【用法】 将甘草与大枣煮成浓液，调和小麦粉成糊状，临睡服用。

【出处】 西宁铁路医院（《中医验方汇编》）。

【主治】 小儿夜啼。

【方药】 虫蜕三个 钩藤一钱 灶心土一钱

【制法】 水煎。

【用法】 内服。

【出处】 郧县（《湖北验方集锦》第一集）。

【主治】 小儿夜间惊啼。

【方药】 甘草二钱 大枣四枚 小麦一勺

【制法】 水煎。

【用法】 内服。

【出处】 吴明远（《中医采风录》第一集）。

【主治】 夜啼。

【方药】 薄荷一钱　蝉蜕三个　灯心少许

【用法】 水煎服。

【出处】 王文汉（《大荔县中医验方采风录》）。

【主治】 夜睡无故啼哭。

【方药】 蝉蜕七只　天竺黄五分　蚕衣三分　灯心七节

【用法】 水一杯，煎半杯服。

【出处】 漳浦县佛坛公社田中央王连经（《采风录》第一集）。

【主治】 小儿夜啼。

【方药】 双丁一钱　虫蜕一钱　甘草五分　灯心灰三分

【制法】 水煎。

【用法】 内服。

【出处】 郧县（《湖北验方集锦》第一集）。

【主治】 婴儿夜啼不宁。

【方药】 蝉蜕（去头足，研末）九只　小麦三钱　甘草一钱半　大枣二枚

【用法】 麦、甘、枣三味煎汤，调蝉蜕末服。

【出处】 隆回县八区卫协会（《湖南省中医单方验方》第二辑）。

【主治】　小儿夜哭。

【方药】　薄荷尖七个　虫蜕肚七个　寸冬七个　七寸长灯心七条　白糖少许

【制法】　水煎，冲白糖。

【用法】　徐徐服之。

【出处】　吴洪亮（《河南省中医秘方验方汇编》）。

【主治】　小儿夜晚啼哭不止。

【方药】　槟榔一钱　枳实一钱　天台乌一钱　广香八分　乳没各一钱

【制法】　水煎。

【用法】　内服。

【出处】　建始县（《湖北验方集锦》第一集）。

【主治】　夜啼。

【方药】　桔梗一两　藿香五钱　扁豆五钱　白芷五钱　川芎三钱

【制法】　共为细末，炼蜜为丸，如黄豆大，辰砂为衣。

【用法】　每服半丸，薄荷汤下。如粪色正常，红枣汤下；夜啼甚，灯心、钩藤汤下。

【出处】　沔阳县（《湖北验方集锦》第一集）。

【主治】　小儿夜啼。

【方药】　钩藤三钱　木香二钱　蝉蜕衣三钱　防风三钱　寸冬三钱　灯心三寸

【制法】　水煎。

【用法】　内服。

【出处】　鄂城县（《湖北验方集锦》第一集）。

【主治】　小儿常常夜间发烧而惊啼。

【方药】　柴胡龙牡汤（仲景方）

【制法】　水煎。

【用法】　内服。

【出处】　王心一（《中医采风录》第一集）。

【主治】　小儿夜间惊啼不安。

【方药】　黄连三分　蝉蜕一钱　钩藤五分　僵蚕五分　甘草五分　茯神五分　菖蒲五分

【煎法及用法】　用水一茶杯，煎至少半茶杯，清出，分数次温服。渣再煎，分数次温服。

【出处】　（《青海中医验方汇编》）。

【主治】　小儿夜啼。

【方药】　杭菊一钱　二花三分　连翘二钱　赤芍五分　条芩一钱　桔梗二钱　甘草一钱　灯心七支

【制法】　水煎。

【用法】　内服。

【出处】　郧县（《湖北验方集锦》第一集）。

附：睡中惊恐

【主治】　睡中惊恐。

【方药】　洋参一钱　酸枣仁一钱　茯神一钱　橘红八分　半夏八分　赤芍一钱　当归一钱　炙黄芪一钱　五味子七分　炙甘草七分

【用法】　水八分，煎四分服。

【提示】　本方只供医生临床参考之用。

【出处】　长泰县共进社王兴（《采风录》第一集）。

二十二、小儿流口水

　　小儿流口水，是小儿流涎的俗称，较多见于一岁左右的婴儿，常发生于断奶前后。

　　本病多因小儿脾胃虚弱、消化不良导致。若调理医治得当，很快可痊愈。

【主治】　小儿流哈啦。

【方药】　百部草

【用法】　烧灰，吹口内。

【出处】　张乡村张子棠（《祁州中医验方集锦》第一辑）。

【主治】　小儿流口水。

【方药】　儿茶五钱

【制法】　打面，兑甜酒。

【用法】　分数次蒸服。

【出处】　陈少熙（《中医采风录》第一集）。

【主治】　小儿流口水。

【方药】　辛夷（布包）三钱

【制法】　炖猪尾巴取汁。

【用法】　内服。

【出处】　王保元（《中医采风录》第一集）。

【主治】　小儿流口水。

【方药】　鸡肚子一个

【用法】　打面，兑甜酒服。

【出处】　刘华成（《中医采风录》第一集）。

【主治】　小儿流涎。

【方药】　猪睾丸

【制法】　用黄泥裹猪睾，放火内烧熟，去泥取睾。

【用法】　分数次内服。

【出处】　旷崇德（《中医采风录》第一集）。

【主治】　小儿流口水。

【方药】　鸡蛋一个

【制法】　以松木炭烧红，中间刨一凼凼，将鸡蛋打烂，倒入凼凼，红火中烧好。

【用法】　乘热即吃，连吃三四个即愈。

【出处】　威远县中医研究组（《四川省中医秘方验方》）。

【主治】　小儿流口水。

【方药】　老蔻三钱　鲫鱼一个

【制法】　老蔻与甜酒同蒸，鱼煎成羹。

【用法】　分数次内服。

【出处】　荣中华（《中医采风录》第一集）。

【主治】 小儿口中流唾液。

【方药】 党参二钱 黄柏三钱

【制法】 水煎。

【用法】 内服一二次可愈。

【出处】 商专葛友仁（《河南省中医秘方验方汇编》续二）。

【主治】 小儿流口水。

【方药】 白术一两 伏龙肝五两

【制法】 水煎。

【用法】 内服。

【出处】 张子洪（《中医采风录》第一集）。

【主治】 小儿流涎。

【方药】 麻叶七至九疋 猪瘦肉四两

【用法】 将瘦肉切成薄片，每疋麻叶裹肉一片，外再裹黄泥，置慢火中煨熟去泥和麻叶，取肉内服。

【出处】 旷崇德（《中医采风录》第一集）。

【主治】 小儿流口水。

【方药】 丁香五分 砂头一钱 生姜菟一个

【制法】 把生姜菟挖一小孔，把丁香放入孔内，用菜叶包裹烧熟，研面。

【用法】 兑白糖开水，分次内服，连服一周即愈。

【出处】 蓝惠风（《中医采风录》第一集）。

【主治】 小儿口流涎液。

【方药】 苍术　甘草　滑石各二钱

【制法】 水煎。

【用法】 内服。

【出处】 商专牛秀进（《河南省中医秘方验方汇编》续二）。

【主治】 小儿流口水。

【方药】 冰糖　木耳　萸肉各三钱　水灯心一子

【制法】 水煎。

【用法】 内服。

【出处】 陈少熙（《中医采风录》第一集）。

【主治】 小儿流口水。

【方药】 砂仁　良姜　荜茇　官桂各二钱

【制法】 炖猪尾巴取汁。

【用法】 内服。

【出处】 县卫协会（《中医采风录》第一集）。

【主治】 小儿流口水，舌质红者。

【方药】 玄参　麦冬　桔梗　石斛各三钱　甘草一钱

【制法】 水煎。

【用法】 内服。

【出处】 尹建中（《中医采风录》第一集）。

【主治】　小儿口角流涎，下唇亦赤。

【方药】　焦术三钱　青皮二钱　炮姜一钱　法夏二钱　广木香一钱半　丁香一个

【制法】　上药共为细末，米汤为丸，绿豆大。

【用法】　小儿每服十丸。

【出处】　濮阳左允菊（《河南省中医秘方验方汇编》续一）。

【主治】　小儿寒性口涎。

【方药】　陈皮二钱　公丁香一钱　煨诃子一钱半　炒青皮一钱　炙草一钱　建曲一钱半

【用法】　水煎食，远服。

【出处】　沁源梁和晋（《山西省中医验方秘方汇集》第三辑）。

【主治】　小儿常流腥臭口水，久治不愈者。

【方药】　生脉散加莲须、生地、木通

【制法】　水煎。

【用法】　内服。

【提示】　本方用量按病情酌定。

【出处】　胡行扬（《中医采风录》第一集）。

二十三、嗜食异物

　　嗜食异物又称异食癖，是指小儿出现食欲倒错现象，喜爱吞食通常不应该吃的异物。本病多见于1～5岁的小儿，学龄儿童也可见到。

　　本病与心理失常、贫血、微量元素缺乏、肠道寄生虫病等有关。

　　【主治】　小儿疳疾，面黄肌瘦，肚腹胀满，口流清水，贪食杂物。

　　【方药】　驱虫散。使君子五钱（去壳炒香）　花槟榔五钱

　　【用法】　共研细末。每次服三钱，早饭前蒸鸡蛋服。

　　【出处】　成都凌宗明（《四川省医方采风录》第一辑）。

　　【主治】　小儿积滞，肚腹胀痛，伤食泄泻，消化不良，喜吃泥土，痢疾脓血。

　　【方药】　山楂（炒黑存性）八两　萝卜子（炒）二两

　　【制法】　共为细末，瓶贮备用。

　　【用法】　大儿每服三钱，小儿酌减。服时加入红糖做引，开水送下，其效更佳。慢性者日服一次，急性者日服三次。

　　【禁忌】　脾胃虚弱、内热炽盛者不宜，或者少服。

【出处】　西安市中医进修班宁锡琦（《中医验方秘方汇集》）。

【主治】　喜吃盐、茶、米、豆、泥、煤等杂物。

【方药】　使君肉　雷丸　槟榔　麦芽_{各四钱}

【用法】　加生姜汁四钱。如病人喜吃哪种即用哪种为引，水煎服。

【出处】　綦江县邹安荣（《四川省医方采风录》第一辑）。

【主治】　小儿面黄肌瘦，头大颈细懒食，吐泻身热，心下痞满，爱食泥土等症。

【方名】　肥儿散

【方药】　人参_{一钱}　焦白术_{三钱}　茯苓_{二钱}　粉甘草_{一钱}川连_{一钱}　胡连_{一钱}

【制法】　共研细面用。

【用法】　1～3岁每服三分，4～7岁每服四分，早晚各服一次，白糖水送下，或用白糖和成丸亦可，服药后无反应。

【治验】　柳沟村方永正之子3岁，面黄肌瘦，头大颈细，耳无血色，手足浮肿，喜睡懒食，服本方而愈。

【出处】　张专高庙堡乡宋煦（《十万金方》第三辑）。

【主治】　小儿颜面黄瘦，腹胀痛、痞硬，喜食沙土木炭，以及成人肤黄、肢酸、腹肿、大便时秘时泄、头晕、心烦、食欲不振、消化不良等。

【方药】　党参_{三钱}　白术_{三钱}　芜荑_{二钱五}　陈皮_{三钱}　青

皮二钱　枳壳二钱　大白二钱　芦荟二钱　神曲四钱　麦芽五钱

　　【制法】　共为细末。

　　【用法】　与早谷米粉、饴糖调服；或煮神曲，面糊为丸，吞服。药粉每次服一匙许，丸剂每服二钱。

　　【出处】　浠水县（《湖北验方集锦》第一集）。

二十四、小儿虫积

小儿虫积因肠道寄生虫引起，主要表现为饮食异常，脐腹疼痛，面黄肌瘦，面有虫斑。

本病多因饮食不洁，吃入带有虫卵或虫体的食物而引起。

【主治】 驱小儿腹中蛲虫（又名化食虫）。

【方药】 白杨树皮二钱

【制法】 研成细末，加鸡蛋一个煮成蛋花。

【用法】 晨起空腹时一次服用。

【出处】 钟国安（《贵州民间方药集》增订本）。

【主治】 寸白虫。

【方药】 紫皮蒜不拘多少

【制法】 用砂锅煮烂为酱，每次服二钱，服一星期后自愈。

【出处】 程月桂（《十万金方》第三辑）。

【主治】 蛔虫病。

【方药】 石榴根二重皮（干的）三至四钱

【用法】 和乌糖煎服。

【提示】 初痢不宜。

【出处】 德化县城关联合诊所方明锵（《福建省中医验方》第四集）。

【主治】 小儿虫痛。

【方药】 雷丸二钱

【用法】 上药研细末，每日服三次，大枣煎汤送下。每次服药时间隔二至三小时。

【提示】 雷丸杀虫消积，用作小儿解热疗疳药。

【出处】 金华市郭摺卿（《浙江中医秘方验方集》第一辑）。

【主治】 蛔虫。

【方药】 鲜楝树根皮一两

【用法】 水煎，服三次。

【提示】 采用苦楝树根皮最好在冬季，药力大。干的一般用三钱。

【出处】 崇德县卫协会（《浙江中医秘方验方集》第一辑）。

【主治】 患蛲虫病，肛门奇痒，大便中有很多小线虫。

【方药】 鹤虱

【用法】 研末，温水调服三钱，或隔三四小时再服一次。

【提示】 如能每晚午夜及天未明时，用温开水揩拭肛门一次（因蛲虫夜间在肛门外排卵），同时用滚开水泡洗衬裤，奏效更捷。

　　【出处】　吴兴县凌拙甚（《浙江中医秘方验方集》第一辑）。

　　【主治】　腹中虫病（蛔虫、绦虫）。

　　【方药】　臭蒿根<small>一两</small>　贯众<small>一两</small>

　　【制法】　加水两小碗，煎汤一小碗半。

　　【用法】　分两次服完，饭前服用。

　　【出处】　陈继焜（《贵州民间方药集》增订本）。

　　【主治】　小儿虫痛。对小儿姜片虫病，以及其他虫积亦有效。

　　【方药】　红枣<small>五枚</small>　生姜<small>三片</small>

　　【用法】　煎服。

　　【出处】　寿昌县验方（《浙江中医秘方验方集》第一辑）。

　　【主治】　肛门寸白虫（蛲虫），此虫大人较少，小孩较多。

　　【方药】　使君子<small>三钱</small>　葱白（<small>去皮</small>）

　　【制法】　以上两味共捣如泥。

　　【用法】　用纱布一块，将药卷入纱布内，塞入肛门。三次准愈，白虫消失。

　　【出处】　延庆县郭占霖（《十万金方》第三辑）。

【主治】 虫积日久，面黄肌瘦，时常肚胀。

【方名】 驱虫饮

【方药】 槟榔片五钱　石榴根皮（晒干）五钱

【用法】 水煎服。

【出处】 冀县傅卜文（《十万金方》第三辑）。

【主治】 蛲虫病。

【方药】 川楝子五钱　使君子（去壳）五钱　荆芥五钱

【制法】 将川楝子及使君子研细混合，另将荆芥加水一小碗煮汤。

【用法】 用荆芥汤吞服药末，每次二钱，小儿每次一钱，饭前服用。

【出处】 陈芳国（《贵州民间方药集》增订本）。

【主治】 驱蛲虫，治腹痛。

【方药】 核桃果皮五钱　苦楝根皮五两　红糖五两

【制法】 加水六小碗，将苦楝根皮及红糖共煎汤约三小碗，核桃果皮研细备用。

【用法】 每次取煎汤一小碗，吞服核桃果皮五分。

【出处】 陈芳国（《贵州民间方药集》增订本）。

【主治】 蛔虫腹痛。

【方药】 使君肉五钱　广木香二钱　槟榔四钱

【用法】 共研末，陈皮汤吞服，每天二次，每次三钱。

【禁忌】 忌香炒食物。

【提示】 本方以使君肉为君，槟榔为臣，木香为佐，陈皮为使，用治小儿蛔虫疳积，即使非蛔虫的腹痛，亦可服用。

【出处】 金华市姜广幼（《浙江中医秘方验方集》第一辑）。

【主治】 肛门生小白虫（蛲虫），晚间瘙痒难忍，小儿尤多，服之特效。

【方药】 生鸭蛋一个　槟榔（面）一钱　使君子一钱

【制法】 将鸭蛋一头打一小孔，再将二味药入鸭蛋内，再用纸封住口，放锅内蒸熟，任意食之。

【出处】 涞源县贾亭山（《十万金方》第六辑）。

【主治】 小儿疳积虫积。

【方药】 花槟榔一钱　黑丑一钱　雷丸一钱　使君子肉一钱

【用法】 上药研细末，分十次量，另用鸡蛋一个，将大头处打一孔，将药纳入搅匀包好，放在饭锅内蒸熟，去壳食之，每日吃一个。

【提示】 本方为毛氏《济世养生集》经验方，如三四岁小儿服，应加一倍至二倍的药量。

【出处】 金华市方永水（《浙江中医秘方验方集》第一辑）。

【主治】 寸白虫。

【方药】 川军　双花　苦楝皮　雷丸各二钱

【制法】 用二两水，煎成一两。

【用法】 将棉花用药水湿透，送入肛门内四五分深，过一二小时取出，一日用一次。

【治验】　一日用一次，三四日愈。

【出处】　商都（《十万金方》第三辑）。

【主治】　小儿虫疾，腹起青筋。

【方药】　取虫丸。牵牛三钱　槟榔五钱　锡灰五钱　大黄六钱

【制法】　共研细末，蜜丸如梧子大。

【用法】　用苦楝根、使君子煎汤吞服，每日三次，每次服五丸。

【出处】　内江市张文修（《四川省医方采风录》第一辑）。

【主治】　诸虫。

【方药】　鹤虱三钱　雷丸三钱　榧子三钱　榔片三两　川军五钱

【制法】　水煎。

【用法】　温服。在服药前，应隔二顿饭时间，再用香油炒两个鸡蛋，口嚼不咽吐出，然后再服用此药。

【出处】　无极县（《十万金方》第三辑）。

【主治】　虫痛。

【方药】　鹤虱五钱　槟榔五钱　广皮五钱　芜荑五钱　皂矾一两

【制法及用法】　共研细末，面粉为丸，如绿豆大，每日空肚服十丸。

【出处】　熊绍邦（《崇仁县中医座谈录》第一辑）。

【主治】　肛门刺痒时下寸白虫，并治腹中诸虫积聚。

【方名】　驱虫汤

【方药】　使君子三钱　苦楝皮三钱　槟榔片三钱　雄黄二钱
雷丸二钱　鹤虱二钱　乌梅三个

【制法】　贮于锅中加水煎熬。

【用法】　日服两次，每次一茶盅，早晚用白水送下。

【治验】　刘秉义的小孩，8岁，肛门刺痒，搔抓不堪，时下白虫，后服此药，遂大便，下寸白虫数百条。

【出处】　康保县王裕民（《十万金方》第三辑）。

二十五、小儿麻痹症

小儿麻痹症即小儿脊髓灰质炎，是由脊髓灰质炎病毒引起的严重危害儿童健康的急性传染病，患者多为1~6岁儿童。

口服脊灰减毒活疫苗推广后，全球消灭脊灰行动取得了令人瞩目的成绩，现在小儿麻痹症已经少见。

【主治】 小儿麻痹症。

【方药】 云苓三钱　桂枝三钱　白术三钱　甘草二钱

【用法】 水煎服。

【提示】 日久者，可加附子二钱；下部有湿热者，加杭芍六钱。

【提示】 剂量根据年龄大小可以增减。

【出处】 江西东乡（《中医名方汇编》）。

【主治】 小儿麻痹症。

【治则】 按温病小儿中风例，采取清热解毒、芳香僻秽、调肝熄风、定痹通络之法。

【方药】 加味葛根芩连汤：生石膏六钱　葛根四钱　黄芩三钱　银花四钱　蜈蚣一钱　川连一钱半　全蝎一钱　杭芍四钱

甘草三钱

【加减】 无汗者，加麻黄五分至一钱；发热者，加青叶、兰根、连翘三至四钱；烦躁者，加钩藤三至四钱，胆草五分至一钱；痛者，加天麻四钱，芍药四至六钱；通络者，加地龙三钱，僵蚕三钱；麻痹在下肢，加牛膝三至四钱，寄生五钱至一两；麻痹在上肢，加川芎二钱，地龙、寄生各三钱；口眼㖞斜，加细辛一钱，辛夷一钱，川芎二钱，白芷三钱；兼暑者，加藿香三钱，滑石三钱；呕者，加半夏三至五钱，陈皮二至三钱，竹茹三至五钱；大小便闭者，大柴胡汤加芒硝、车前、地肤子、紫雪丹；恢复期，加自拟加味金刚丸（巴戟天一两，草薢一两，牛膝一两，木瓜一两，全蝎一两，菟丝一两五，苁蓉一两，僵蚕二两，蜈蚣五十条，天麻一两，乌贼骨一两，杜仲一两，炙马钱子二两。蜜丸钱重），每服一粒至二粒，日服二次至三次，或单用或与汤剂合用均可。

【提示】 本方疗效达 100%。

【出处】 中医研究院（《中医名方汇编》）。

二十六、小儿乳白尿

乳白尿，即小便呈不同程度的乳白色，混浊如乳汁，或似泔水、豆浆，医学上称之为乳糜尿，是因乳糜液逆流进入尿中所致。

如果乳白尿不能得到有效治疗，可能会导致反复肾绞痛，由于蛋白质丢失引起的营养问题，以及免疫抑制等，需引起重视。

【主治】 小儿乳白尿。

【方药】 金鸡尾草蔸

【制法】 切细，人乳同蒸，取汁。

【用法】 内服。

【出处】 蒋明丕（《中医采风录》第一集）。

【主治】 小儿小便白。

【方药】 朝阳葵秆穰若干

【制法】 熬水。

【用法】 红糖冲服。

【出处】 刘虎岑（《河南省中医秘方验方汇编》）。

【主治】 小儿尿如米泔水，精神怠倦，食欲不振，小便频数。

【方药】 澄清饮：白术　白芍　茯苓　泽泻　山楂　青皮　黄连　益智　台乌　甘草

【用法】 用水煎服。

【出处】 绵阳县龙怀武（《四川省医方采风录》第一辑）。

附一：小儿大小便不通

【主治】 小儿二便不通。

【方药】 气死桐子一颗

【制法】 磨冷沸水，小便不通磨尖，大便不通磨头。

【用法】 内服。

【出处】 蒋明丕（《中医采风录》第一集）。

【主治】 婴儿好啼，或二便不通，或不吃乳。

【方药】 水竹叶五片　灯草七寸

【用法】 煎服。

【提示】 本方可用淡竹叶五分、灯草一分，煎服。

【出处】 开化县郑渭清（《浙江中医秘方验方集》第一辑）。

【主治】 大小便不通。

【方药】 百合　地黄　淮通　白芍　滑石　甘草（用量按年龄病情酌定）

【制法】 水煎。

【用法】 内服。

【出处】 胡行扬（《中医采风录》第一集）。

附二：小儿尿闭

【主治】 小儿七、八天不小便。

【方药】 葱头（连须）一根

【制法】 切细，人乳同蒸，取汁。

【用法】 内服。

【出处】 黎汉清（《中医采风录》第一集）。

【主治】 初生小儿小便不通，脐腹胀疼。

【方药】 用葱白一寸

【用法】 捣如泥，加麝香三厘和均，抹敷脐上。用纱布盖上，将食盐炒热，布包裹，按脐熨之，时许即效。

【出处】 东叩村王洪文（《祁州中医验方集锦》第一辑）。

【主治】 初生不尿。

【方药】 葱白一钱　乳汁三钱

【用法】 葱白切成碎末，和乳汁煎服。

【出处】 姜正卿（《中医验方汇编》）。

【主治】 初生儿尿闭。

【方药】 蚕豆壳五钱　小麦秆五钱

【用法】　煎服。

【提示】　二味以陈久经雨打日晒者为佳。

【出处】　瑞安县周余珍（《浙江中医秘方验方集》第一辑）。

【主治】　小儿尿结。

【方药】　猪鬃草二钱　谷精草二钱

【制法】　加水煎汤。

【用法】　内服。

【出处】　陈仲寅（《贵州民间方药集》增订本）。

【主治】　小儿小便不通。

【方药】　①车前草二株　柏树子三十粒　②螺蛳四个　麝香五厘

【用法】　先将螺蛳去壳，捣如泥，加入麝香。①方煎水内服。第②方调敷小儿肚脐儿，用布包好。

【出处】　乐山专区五通桥市任仕明（《四川省中医秘方验方》）。

【主治】　初生儿尿闭。

【方药】　葱白四寸　人乳半盏

【用法】　煎两沸服，或将葱白捣汁，和人乳下。

【提示】　葱白，有发汗利尿作用。许学士《本事方》有"治小便闭胀，用葱白三斤，剉炒，用手帕盛二个，更互熨小腹，气透即通"的记载，故葱白利尿，不论内服外用均效。

【出处】　瑞安县薛学臻、余甫臣（《浙江中医秘方验方集》第一辑）。

【主治】 小儿三四天小便不通，小腹膨胀疼痛。

【用法】 大人用开水漱口，喂小儿顶心、两手心、两足心、前后心，以现红色为度，喂后令小儿出汗，便即通。

【出处】 城东乡新村门诊部俎黄山（《祁州中医验方集锦》第一辑）。

附三：小儿尿多

【主治】 小儿尿多。

【方药】 白古月十八个 上边桂一钱 公丁香一钱 白蔻仁一钱 灶心土二钱

【制法】 水煎。

【用法】 内服。

【出处】 安阳牛耕书（《河南省中医秘方验方汇编》续一）。

附四：小儿腹水

【主治】 小儿腹水，连及肾囊、外肾均肿大。

【方药】 元寸香一分 西血珀三分

【用法】 上药研细末，蜜糖调服。

【出处】 陆行周（《中医验方交流集》）。

二十七、小儿便血

　　小儿便血与成年人便血不太一样，常见原因有两个：肛裂或者直肠息肉。

　　如果孩子经常便秘、排便困难，甚至害怕排便，则多是肛裂问题。直肠息肉的常见症状为无痛性便血，大便表面或排便终了时有点滴血，这是良性疾病，常能自愈。

　　小儿便血需要查明病因，对症处理。

【主治】　小孩便血。

【方药】　杭饼

【用法】　蒸熟，每日吃二至三枚，连续吃半个月。

【出处】　杭州市董浩（《浙江中医秘方验方集》第一辑）。

二十八、小儿重舌

　　重舌为中医病名，主要症状为舌下血脉肿胀，状似舌下又生小舌，或红或紫，或连贯而生，状如莲花，饮食难下，言语不清，口流清涎，日久溃腐。

　　本病常见于小儿，中医认为多由心脾湿热，复感风邪，邪气相搏，循经上结于舌而成。

【主治】　小儿重舌。

【方药】　生蒲黄

【用法】　研末擦患处。

【出处】　临县马富文（《山西省中医验方秘方汇集》第三辑）。

【主治】　小儿重舌。

【方药】　蟾酥丸二十五粒　冰片五厘

【用法】　同研细，擦患处。

【出处】　瑞安县叶芷香（《浙江中医秘方验方集》第一辑）。

【主治】 小儿重舌症。

【方药】 黄连　黄芩各三钱　黄柏二钱

【制法】 水煎。

【用法】 内服。

【出处】 龚绍基（《中医采风录》第一集）。

二十九、小儿弄舌

弄舌为中医病名，主要症状为舌体频频伸出口外，又立即内收，上下左右伸缩不停，状如蛇舐。

本症多见于小儿，中医认为多由心脾两虚或者心脾有热导致。

【主治】 小儿弄舌。

【方药】 天葵子二钱　丝瓜须十条

【用法】 煎服。

【出处】 瑞安县孙叔印（《浙江中医秘方验方集》第一辑）。

【主治】 小儿吐舌。

【方药】 麻黄五分　二枚三分　牛黄三分　麝香一分

【用法】 共研细末，点舌上即收。

【出处】 资溪县卫生局（《江西省中医验方秘方集》第三集）。

附：小儿木舌

【主治】 小儿木舌。

【方药】 元参　升麻　大黄　犀角各七分　甘草二钱

【用法】 水煎温服。

【出处】 康子南（《大荔县中医验方采风录》）。

三十、先天梅毒

　　先天梅毒是胎儿在母体内通过血源途径感染梅毒所致。由于其传染方式与后天梅毒不同，且胎儿的体质与成人不同，所以它的症状与后天梅毒有一定的区别。先天梅毒不发生硬下疳，常有较严重的内脏损害，对小儿的健康影响很大，病死率高。

　　【主治】　小儿先天梅毒。

　　【方药】　川芎一钱　银花三钱　荆芥二钱　鱼腥草三钱　大黄一钱

　　【用法】　水煎去渣，分三次服，连服七天。

　　【出处】　江西寻乌刘淑士（《中医名方汇编》）。

三十一、童子痨

童子痨是一种小儿疾病，指儿童所患的肺结核病，也指其他慢性疾病引起的虚弱症。现已少见。

【主治】 童子痨，症见十六岁以下少年面青唇白，精神萎弱，少思饮食，耳轮透明者。

【方药】 蓝布正五钱　水皂角三钱　红牛膝二钱　菜油二两

【制法】 蒸小鸡一只。

【用法】 内服。

【出处】 古少清（《贵州民间方药集》增订本）。

附：小儿病后哑

【主治】 小儿病后哑。

【方药】 平川贝四两　蜜二两

【制法】 水煎。

【用法】 内服，不论次数，随量饮之。

【出处】 商专陈登龙（《河南省中医秘方验方汇编》续二）。

三十二、小儿行迟

　　行迟为小儿五迟之一，指周岁以后，甚至二、三岁还不能行走者。多因小儿肝肾不足，或哺养失宜，脾胃虚弱，元气不充，影响筋骨的发育所致。治宜滋补肝肾，或补益元气。

【主治】　小儿行迟。

【方药】　六味丸二两　鹿茸二钱　牛膝五钱　五加皮三钱

【用法】　每服一钱，一日二次，空心盐汤送服。

【出处】　姜正卿（《中医验方汇编》）。

附：小儿骨软

【主治】　小儿骨软（二三岁儿最宜）。

【方药】　当归身二钱　红花二分　川续断（酒蒸）一钱半　五加皮一钱　骨碎补（去净毛）二钱　故纸（炒）一钱半　天字片一钱半　炙甘草五分　黄芪一钱

【制法】　水煎。

【用法】　内服。

【出处】　濮阳张廷力（《河南省中医秘方验方汇编》续一）。

【主治】　小儿骨软不能站立。

【方药】　当归身二钱　熟地二钱　高丽参一钱　鹿茸一钱　川牛膝二钱　山药二钱　川木瓜钱半　山萸肉二钱　炙甘草一钱　土元五分　故纸一钱半

【制法】　水煎。

【用法】　内服。

【出处】　濮阳杨方堂（《河南省中医秘方验方汇编》续一）。

【主治】　小儿软骨病。

【方药】　虎排骨　大生地　酸枣红　茯苓　肉桂　防风　当归　川芎　怀牛膝　炙芪各五钱

【用法】　研末蜜丸，如麻子大。三岁以下每服五丸，三岁以上每服十丸，用木瓜汤送下。

【出处】　太原魏毓英（《山西省中医验方秘方汇集》第三辑）。

三十三、小儿多汗

　　小儿多汗即小儿出汗多，一般分为生理性出汗和病理性出汗。生理性出汗可能是因为穿的衣服太多或者吃得太多，或者天气炎热；病理性出汗有可能是缺钙、结核病、佝偻病等，需要明确病因，对症治疗。

【主治】　小儿汗出不止。

【方药】　霜桑叶三片　浮小麦三钱

【用法】　水煎服。

【出处】　阳城张丕显（《山西省中医验方秘方汇集》第三辑）。